AF828080

Heft 14 Sinnesorgane 1

1	Schwingung, Wellen, Akustik	Physik, Physiologie
2	Hör- und Gleichgewichtsorgan	Anatomie, Histologie
3	Hörvorgang und Gleichgewichtssinn	Physiologie
4	Haut und Hautanhangsgebilde	Histologie
5	Somatoviszerale Sensorik	Physiologie

Heft 15 Sinnesorgane 2

1	Optik	Physik
2	Sehorgan	Anatomie, Histologie
3	Sehen	Physiologie
4	Chemische Sinne	Anatomie, Histologie, Physiologie

Heft 16 Lunge und Atmung

1	Entwicklung von Pleuraperikardhöhle, Herz und Schlundbogenarterien	Anatomie, Histologie
2	Anatomie der Atmungsorgane	Anatomie, Histologie
3	Mechanik des Kreislaufsystems	Physik
4	Atemung	Physiologie
5	Gasaustausch	Physiologie

Heft 17 Herz-Kreislauf-System

1	Aufbau des Herzens	Anatomie, Histologie
2	Nerven und Gefäße der Brusteingeweide	Anatomie
3	Physiologie des Herzens	Physiologie
4	Anatomie und Physiologie des Kreislaufsystems	Anatomie, Histologie, Physiologie

Heft 18 Blut und Immunsystem

1	Blut und Blutplasma	Histologie, Physiologie
2	Erythrozyten, Hämoglobin & Sauerstofftransport	Biochemie, Physiologie
3	Thrombozyten, Hämostase und Fibrinolyse	Histologie, Physiologie
4	Leukozyten und Immunsystem	Anatomie, Biochemie, Histologie, Physiologie

Heft 19 Gastrointestinaltrakt

1	Mundhöhle, Rachen, Speiseröhre	Anatomie, Histologie, Physiologie
2	Magen-Darm-Trakt	Anatomie, Physiologie
3	Organe des Magen-Darm-Kanals	Anatomie, Histologie, Physiologie
4	Leber, Gallenblase und Pankreas	Anatomie, Histologie, Physiologie
5	Blutgefäße, Lymphgefäße, vegetative Innervation	Anatomie

Heft 20 Verdauung & Abbau von Nährstoffen

1	Ökologie, Energie- und Wärmehaushalt	Biochemie, Biologie, Physiologie
2	Nahrungsaufnahme	Biochemie, Physiologie
3	Abbau der Kohlenhydrate	Biochemie
4	Fettsäureabbau und Ketonkörperstoffwechsel	Biochemie
5	Aminosäurestoffwechsel und Harnstoffzyklus	Biochemie

Heft 21 Energiestoffwechsel & Anabole Stoffwechselwege

1	Citratzyklus und Atmungskette	Biochemie
2	Gluconeogenese und Glykogenstoffwechsel	Biochemie
3	Lipidsynthese	Biochemie
4	Nukleotidstoffwechsel	Biochemie
5	Stoffwechsel der Leber	Biochemie
6	Fettgewebe	Biochemie

Heft 22 Harnorgane und Elektrolythaushalt

1	Harnorgane	Anatomie, Histologie
2	Nierenfunktion	Physiologie, Biochemie
3	Säure-Basen-Reaktionen	Chemie
4	Säure-Basen-Haushalt	Physiologie, Biochemie
5	Wasser- und Elektrolythaushalt	Physiologie, Biochemie

Heft 23 Endokrines System

1	Endokrines System	Biochemie, Histologie, Physiologie
2	Epiphyse	Histologie
3	Hypothalmus-Hypophysen-System	Biochemie, Histologie, Physiologie
4	Endokrines Pankreas	Biochemie, Histologie
5	Schilddrüse	Anatomie, Biochemie, Histologie, Physiologie
6	Nebenschilddrüsen	Anatomie, Biochemie, Histologie, Physiologie
7	Endokrine Funktionen der Niere	Physiologie, Biochemie
8	Nebenniere	Anatomie, Biochemie, Histologie, Physiologie
9	Diffuses neuroendokrines System (DNES)	Anatomie, Histologie
10	Gewebshormone	Biochemie, Physiologie

Heft 24 Geschlechtsorgane und Reproduktion

1	Entwicklung der Geschlechtsorgane	Anatomie
2	Weibliche Geschlechtsorgane	Anatomie, Histologie, Physiologie
3	Männliche Geschlechtsorgane	Anatomie, Histologie, Physiologie
4	Angewandte und topografische Anatomie	Anatomie
5	Blutgefäße, Lymphgefäße, vegetative Innervation	Anatomie
6	Sexualhormone	Biochemie, Physiologie
7	Sexualität und Reproduktion	Physiologie, Psych-Soz
8	Schwangerschaft und Geburt	Anatomie, Histologie, Physiologie

Heft 25 Medizinstudium: Lernen, Organisation, Physikum

1	How To … Vorklinik
2	How To … Physikum
3	Lernpläne
4	Kreuzen

Die Bände der Reihe „Vorklinik Finale“

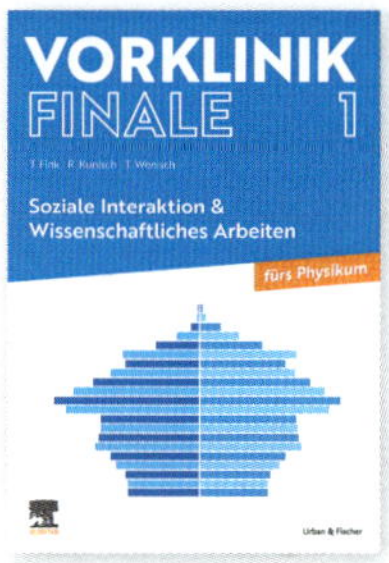

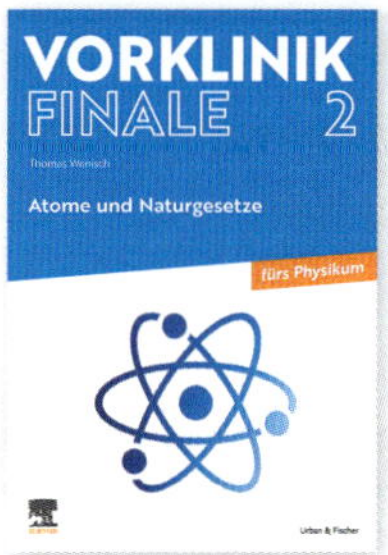

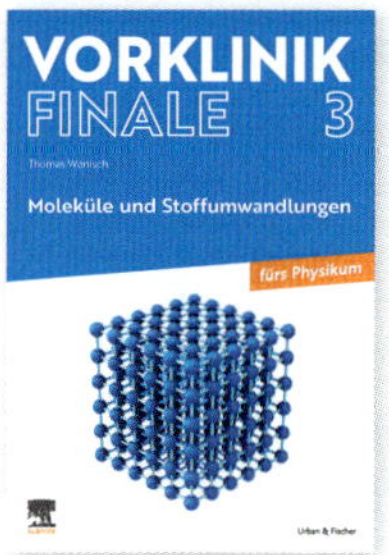

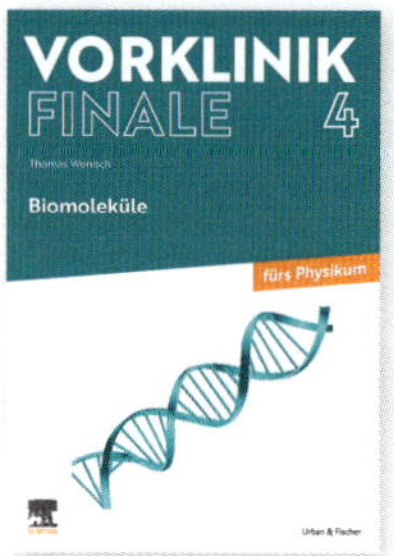

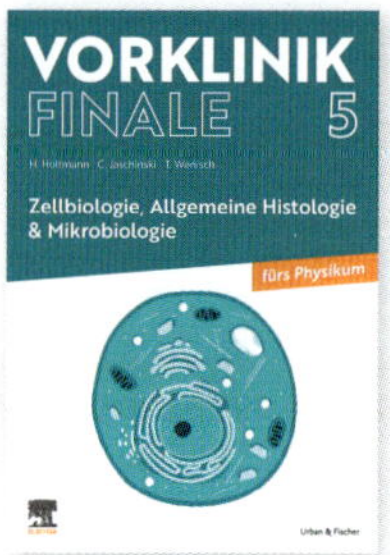

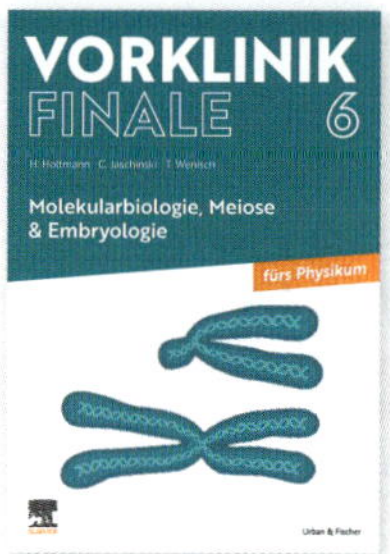

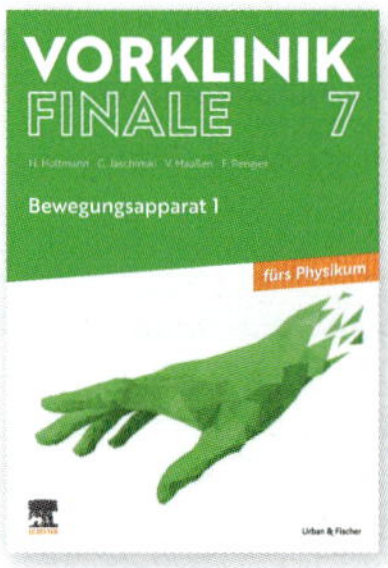

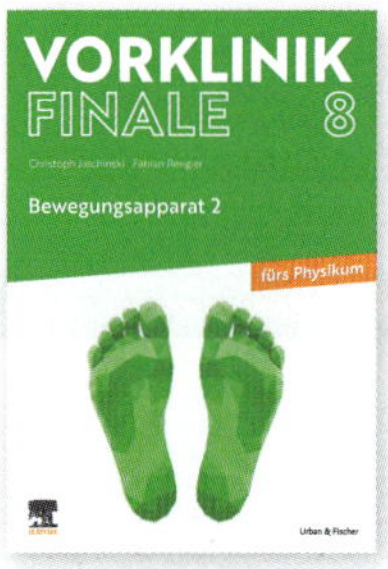

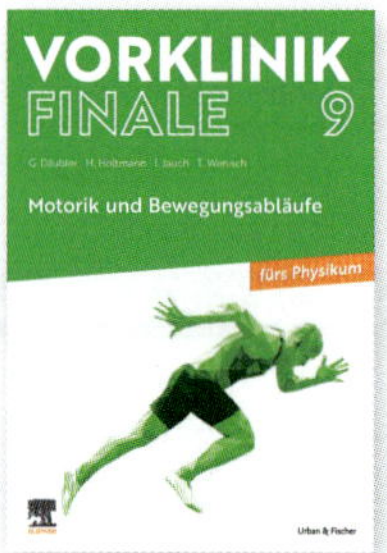

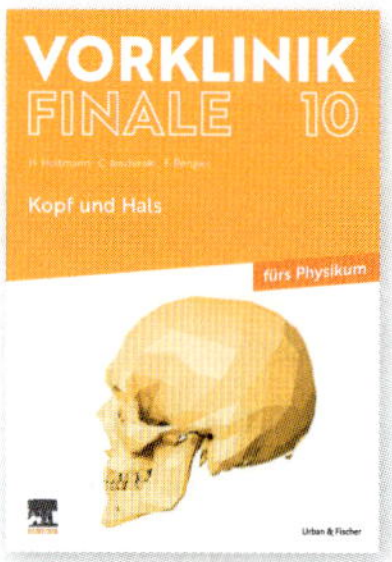

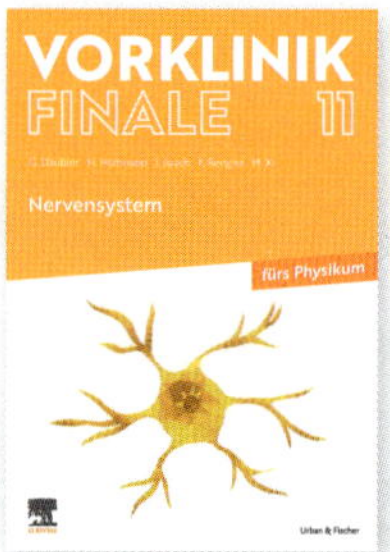

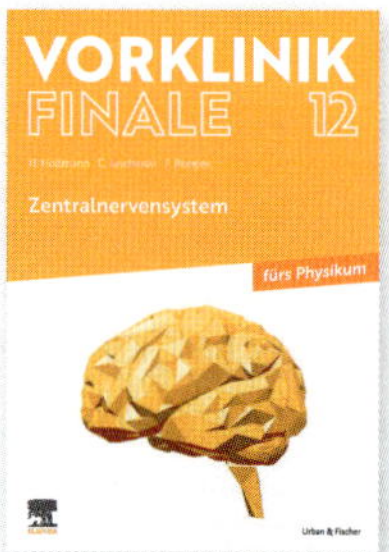

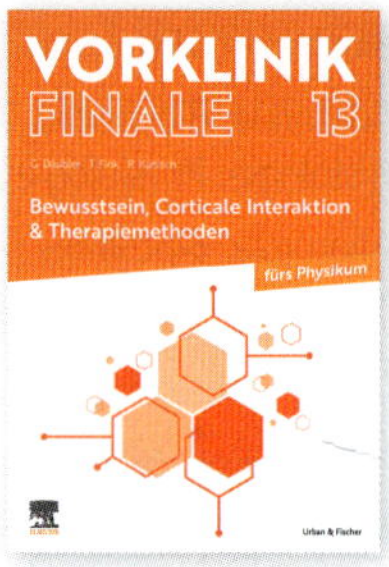

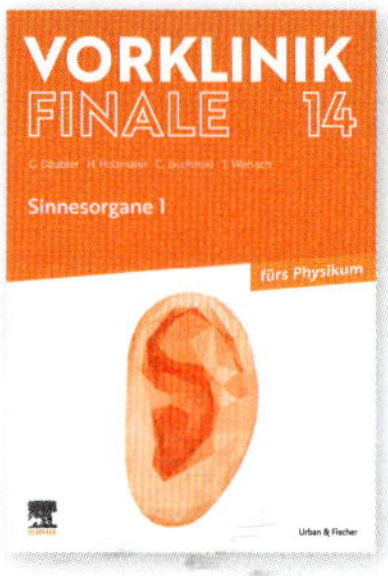

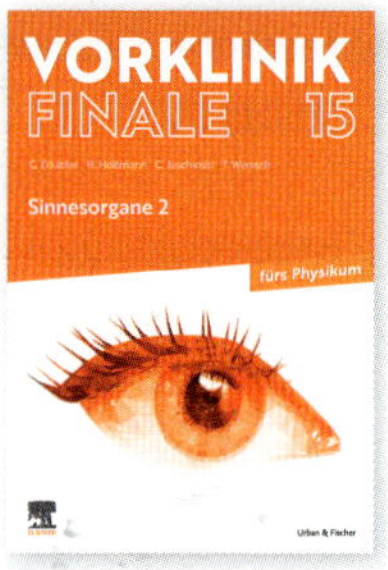

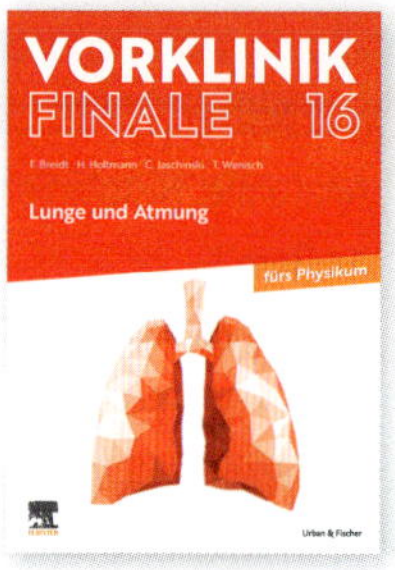

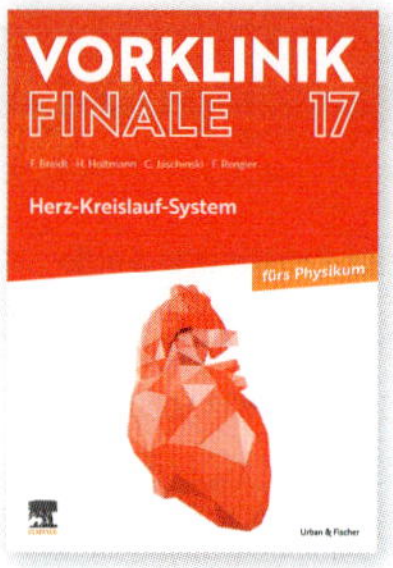

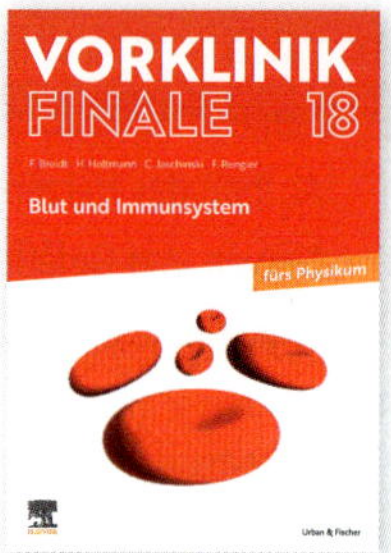

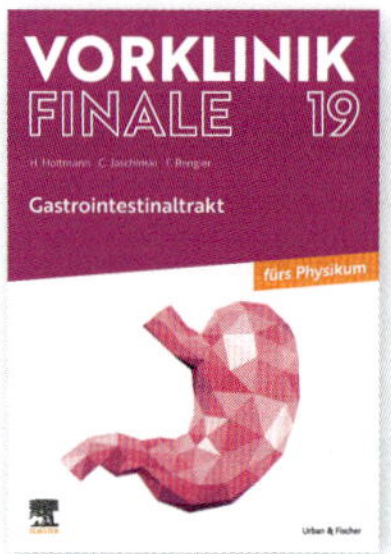

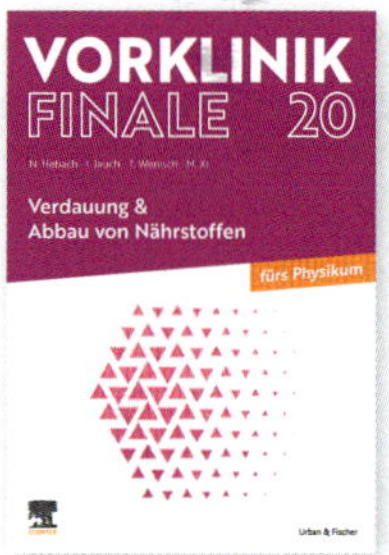

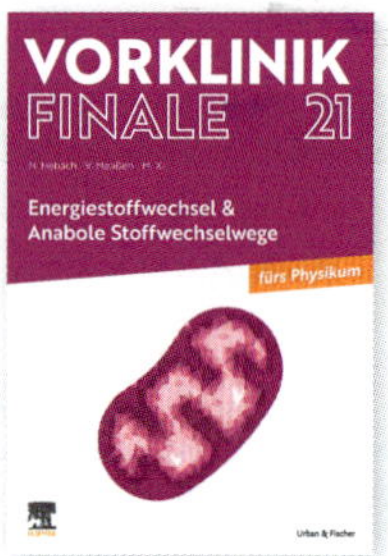

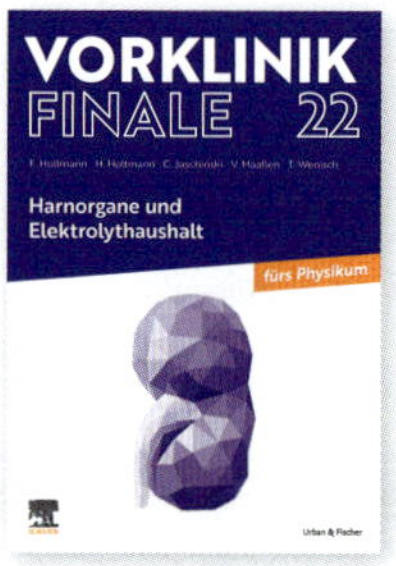

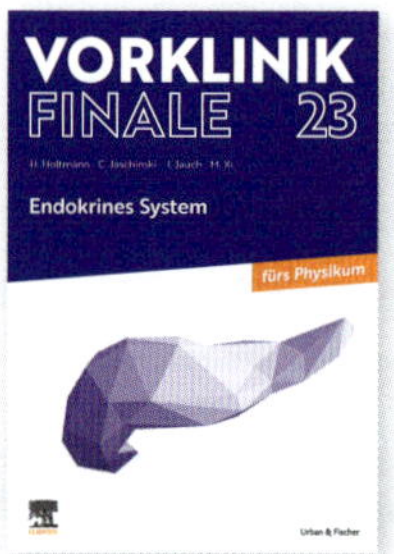

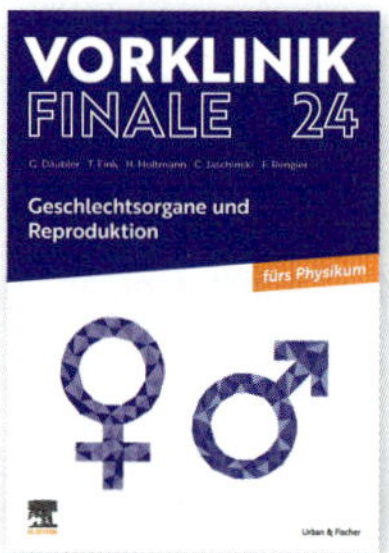

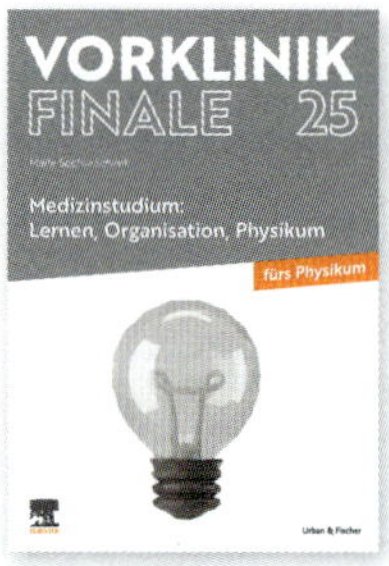

20230201d
Irrtümer vorbehalten. Stand 02/2023

Thomas Wenisch

Vorklinik Finale 2

Atome und Naturgesetze

1. Auflage

Unter Verwendung von Inhalten von:
Oliver Adolph, Björn Jacobi

ELSEVIER

Elsevier GmbH, Bernhard-Wicki-Str. 5, 80636 München, Deutschland
Wir freuen uns über Ihr Feedback und Ihre Anregungen an kundendienst@elsevier.com

ISBN 978-3-437-44220-9
eISBN 978-3-437-06328-2

Alle Rechte vorbehalten
1. Auflage 2023
© Elsevier GmbH, Deutschland

Wichtiger Hinweis
Die medizinischen Wissenschaften unterliegen einem sehr schnellen Wissenszuwachs. Der stetige Wandel von Methoden, Wirkstoffen und Erkenntnissen ist allen an diesem Werk Beteiligten bewusst. Sowohl der Verlag als auch die Autorinnen und Autoren und alle, die an der Entstehung dieses Werkes beteiligt waren, haben große Sorgfalt darauf verwandt, dass die Angaben zu Methoden, Anweisungen, Produkten, Anwendungen oder Konzepten dem aktuellen Wissensstand zum Zeitpunkt der Fertigstellung des Werkes entsprechen.
Der Verlag kann jedoch keine Gewähr für Angaben zu Dosierung und Applikationsformen übernehmen. Es sollte stets eine unabhängige und sorgfältige Überprüfung von Diagnosen und Arzneimitteldosierungen sowie möglicher Kontraindikationen erfolgen. Jede Dosierung oder Applikation liegt in der Verantwortung der Anwenderin oder des Anwenders. Die Elsevier GmbH, die Autorinnen und Autoren und alle, die an der Entstehung des Werkes mitgewirkt haben, können keinerlei Haftung in Bezug auf jegliche Verletzung und/oder Schäden an Personen oder Eigentum, im Rahmen von Produkthaftung, Fahrlässigkeit oder anderweitig übernehmen.

Für die Vollständigkeit und Auswahl der aufgeführten Medikamente übernimmt der Verlag keine Gewähr.
Geschützte Warennamen (Warenzeichen) werden in der Regel besonders kenntlich gemacht (®). Aus dem Fehlen eines solchen Hinweises kann jedoch nicht automatisch geschlossen werden, dass es sich um einen freien Warennamen handelt.

Bibliografische Information der Deutschen Nationalbibliothek
Die Deutsche Nationalbibliothek verzeichnet diese Publikation in der Deutschen Nationalbibliografie; detaillierte bibliografische Daten sind im Internet über https://www.dnb.de abrufbar.

23 24 25 26 27 5 4 3 2 1

Für Copyright in Bezug auf das verwendete Bildmaterial siehe Abbildungsnachweis

Das Werk einschließlich aller seiner Teile ist urheberrechtlich geschützt. Jede Verwertung außerhalb der engen Grenzen des Urheberrechtsgesetzes ist ohne Zustimmung des Verlages unzulässig und strafbar. Das gilt insbesondere für Vervielfältigungen, Übersetzungen, Mikroverfilmungen und die Einspeicherung und Verarbeitung in elektronischen Systemen.

In ihren Veröffentlichungen verfolgt die Elsevier GmbH das Ziel, genderneutrale Formulierungen für Personengruppen zu verwenden. Um jedoch den Textfluss nicht zu stören sowie die gestalterische Freiheit nicht einzuschränken, wurden bisweilen Kompromisse eingegangen. Selbstverständlich sind **immer alle Geschlechter** gemeint.

Planung: Susanne Szczepanek
Projektmanagement: Elisabeth Märtz
Redaktion, Abbildungsmanagement: Heike Siebert/Michael Kraft, mimo-booxx|textwerk. – Büro für Verlagsdienstleistungen, Augsburg
„Jetzt bist du dran!"-Seiten: Sabrina Burdorf, Miriam Kirschhock, Merle Sophie Schenk
Rechteklärung: Ramona Mühlbauer, Lisa Neulinger
Herstellung: Hildegard Graf, Germering
Satz: abavo GmbH, Buchloe
Druck und Bindung: Drukarnia Dimograf Sp. z o. o., Bielsko-Biała/Polen
Umschlaggestaltung: SpieszDesign, Neu-Ulm
Titelfotografie: © blankstock – stock.adobe.com

Aktuelle Informationen finden Sie im Internet unter **www.elsevier.de**

Herzlich willkommen bei Vorklinik Finale!

Hier findest du alle Inhalte, die du für das Physikum brauchst!

Egal ob du am Beginn des Medizinstudiums stehst oder schon kurz vor dem Physikum, ob du in einem Regel- oder Reformstudiengang studierst – Vorklinik Finale unterstützt dich beim effizienten Lernen und Überblick gewinnen!

Gliederung nach Organen:

Durch die Gliederung nach Organen bzw. Organsystemen stehen hier die Inhalte zusammen, die zusammengehören: Die Biochemie, Physiologie und Histologie der Muskeltypen – alles in einem Kapitel. Physik/Optik, Anatomie der Augen und Physiologie des Sehens – direkt aufeinander folgend. Das hat mehrere **Vorteile:**

- Zum einen wird viel deutlicher, warum du naturwissenschaftliche Grundlagen lernst.
- Zum anderen bereitet dich diese Darstellung optimal auf den klinischen Abschnitt und die ärztliche Tätigkeit vor.
- Und außerdem: Bei der Darstellung nach Fächern werden viele Inhalte doppelt dargestellt, damit die Inhalte einem logischen Aufbau folgen. Im Vorklinik Finale sind diese Inhalte bereits zusammengefasst, das erleichtert dir das Lernen! Selbstverständlich sind **alle** relevanten Inhalte der Fächer enthalten.

Das steckt drin:

Vorklinik Finale erläutert dir von Heft 1 bis Heft 6 wichtige Grundlagen – diese lassen sich keinem Organsystem zuordnen, da musst du leider durch! – und führt dich von Heft 7 bis Heft 24 einmal durch alle Organsysteme. **Heft 25 gibt dir wertvolle Tipps zum Lernen im vorklinischen Abschnitt und zur Vorbereitung auf das Physikum.** Schau doch mal rein!

Du kannst die Hefte auf unterschiedliche Art nutzen:

- Während des vorklinischen Abschnitts, um dir einen Überblick über den gesamten Lernstoff zu verschaffen und Inhalte einzuordnen.
- Während des vorklinischen Abschnitts, um schnell zu sehen, wie Inhalte aus den einzelnen Fächern bei einem bestimmten Organsystem zusammenkommen.
- Und natürlich zur Vorbereitung auf das Physikum.

Alles drin und Überblick garantiert!

Ganz vorne und ganz hinten im Heft findest du jeweils eine Gesamtübersicht, einmal nach Organen und einmal nach Fächern.

Wir wünschen dir viel Freude und Erfolg im Medizinstudium!

So nutzt du die Vorklinik-Finale-Hefte

Navigation

Du siehst am Anfang jedes Kapitels und Teilkapitels, welche Fächer enthalten sind:

Physik, Physiologie

Wie bereits erwähnt, gibt es ganz vorne und ganz hinten im Heft jeweils eine **Gesamtübersicht,** einmal nach Organen und einmal nach Fächern.

Diese Markierungen weisen auf wichtige Inhalte hin

MERKE
Hier erhältst du wichtige Tipps und Hinweise.

KLINIK
Hier findest du relevante klinische Inhalte.

FOKUS
Hier stehen klinische Inhalte aus dem Fokuserkrankungs-Netzwerk gemäß Entwurf des neuen NKLM. Sie wurden damit als besonders wichtig für den vorklinischen Abschnitt definiert, und wir empfehlen, sie besonders aufmerksam anzusehen!

Besonders prüfungsrelevante Inhalte sind gelb hinterlegt.

Aktives Lernen und Überblick behalten

CHECK-UP
Am Ende jedes Teilkapitels stehen einige Verständnisfragen zum Selbstcheck. Das vermeidet ein „Gelesen, aber nicht gelernt".

Jetzt bist du dran!

Überblick gewinnen

Diese Kästen findest du am Ende jedes Teilkapitels. Sie erinnern dich daran, dass du dir die Inhalte kurz zusammenfasst, so dass du dir Schritt für Schritt Überblick verschaffst. Die Stichwörter werden am Ende des Kapitels weiterverwendet (siehe unten).

Jetzt bist du dran!

Am Ende jedes Kapitels haben wir dir diese Seite zur Bearbeitung vorbereitet. Sie schlägt dir verschiedene Aufgaben vor, wie du den Inhalt noch einmal aktiv wiederholen kannst.

Zeichenaufgabe / Anregungen zur weiteren Wiederholung

Studierende höherer Semester geben euch Tipps, wie ihr wichtige Inhalte aktiv zu Papier bringt. Ideal zum Wiederholen, allein und in Lerngruppen, auch zur mündlichen Vorbereitung.

Überblick gewinnen

Du hast ja bereits am Ende jedes Unterkapitels einige Stichwörter notiert. Hier kannst du daraus eine Mindmap oder Liste erstellen und damit aktiv Überblick gewinnen.

Abbildungsnachweis

Der Verweis auf die jeweilige Abbildungsquelle befindet sich bei allen Abbildungen im Werk am Ende des Legendentextes in eckigen Klammern.

L231	Stefan Dangl, München
L253	Dr. Wolfgang Zettlmeier, Barbing
M247	Dr. S. Nöldeke, Stuttgart
V492	abavo GmbH, Buchloe

Fehler gefunden?

An unsere Inhalte haben wir sehr hohe Ansprüche. Trotz aller Sorgfalt kann es jedoch passieren, dass sich ein Fehler einschleicht oder fachlich-inhaltliche Aktualisierungen notwendig geworden sind. Sobald ein relevanter Fehler entdeckt wird, stellen wir eine Korrektur zur Verfügung. Mit diesem QR-Code gelingt der schnelle Zugriff.

https://else4.de/978-3-437-44220-9

Wir sind dankbar für jeden Hinweis, der uns hilft, dieses Werk zu verbessern. Bitte richten Sie Ihre Anregungen, Lob und Kritik an folgende E-Mail-Adresse: kundendienst@elsevier.com

Inhaltsverzeichnis

1 **Struktur der Materie** 1
1.1 Makroskopische Erscheinungsformen der Materie 1
1.2 Aufbau und Eigenschaften der Materie 2

2 **Mineralstoffe und Spurenelemente** 11
2.1 Biochemisch wichtige Elemente 11
2.2 Mineralstoffe 11
2.3 Spurenelemente 12

3 **Wärmelehre** 17
3.1 Temperatur 17
3.2 Temperaturabhängige Stoffeigenschaften 17
3.3 Wärme, Wärmekapazität 18
3.4 Thermodynamische Systeme 19
3.5 Gaszustand 20
3.6 Änderung des Aggregatzustands 22
3.7 Wärmetransport 23
3.8 Stoffgemische 24

4 **Elektrizität und Magnetismus** 27
4.1 Ladung, elektrisches Feld 27
4.2 Elektrisches Potenzial, elektrische Spannung 28
4.3 Materie im elektrischen Feld 28
4.4 Elektrischer Strom 29
4.5 Ohm-Gesetz, Ohm-Widerstand 30
4.6 Elektrische Leistung 31
4.7 Messung von Strom, Spannung und Widerstand 31
4.8 Elektrische Kapazität 33
4.9 Elektrizitätsleitung 34
4.10 Elektrische Spannungen an Grenzflächen, Diffusionsspannungen 35
4.11 Magnetische Größen 35
4.12 Wechselspannung, Wechselstrom 38
4.13 Elektrische Phänomene an Zellen 39

5 **Ionisierende Strahlung** 43
5.1 Einteilung 43
5.2 Radioaktivität 43
5.3 Röntgenstrahlung 46
5.4 Strahlendosis 47
5.5 Strahlenwirkungen 48

Register 50

KAPITEL 1 Struktur der Materie

Biochemie, Chemie, Physik

1.1 Makroskopische Erscheinungsformen der Materie

Thomas Wenisch

Biochemie, Chemie, Physik

Materie kann in verschiedenen Aggregatzuständen vorliegen (➤ Kap. 1.2) sowie in reiner Form oder als Stoffgemisch (➤ Kap. 1.3). Reine Stoffe werden wiederum unterteilt in solche, die aus einem einzigen chemischen Element bestehen, und Verbindungen aus mehreren Elementen.

1.1.1 Aggregatzustände

In der Umwelt erscheint die Materie in verschiedenen Aggregatzuständen:

- **Fest:** Die Bausteine eines Festkörpers befinden sich zueinander in einer festgelegten Anordnung. Der Körper nimmt eine definierte Form ein, die er nur unter dem Einfluss äußerer Kräfte ändert. Es kann unterschieden werden zwischen **kristallinen** Festkörpern, die eine regelmäßige Kristallstruktur aufweisen, und **amorphen** Substanzen, in denen diese feste Ordnung nicht vorliegt.
- **Flüssig:** Die Teilchen einer Flüssigkeit werden durch **Kohäsionskräfte** zu einem Verband zusammengehalten. Sie sind jedoch gegeneinander verschiebbar. Die Flüssigkeit passt sich der Form eines äußeren Behältnisses an.
- **Gasförmig:** In einem Gas sind die einzelnen Teilchen weit voneinander entfernt. Das Gas füllt jeden ihm zur Verfügung stehenden Raum vollständig aus. Anziehungskräfte zwischen den Gasteilchen können in den meisten Fällen als vernachlässigbar betrachtet werden. Man spricht dann von einem **idealen Gas.**

Die Aggregatzustände fest, flüssig und gasförmig werden auch als **Phase** eines Stoffs bezeichnet. Eine Phase ist ein Bereich, in dem sich die Stoffeigenschaften nicht sprunghaft ändern. Der Begriff ist nicht mit dem des Aggregatzustands gleichzusetzen. So bilden nicht mischbare Flüssigkeiten, wie z. B. Öl und Wasser, zwei voneinander getrennte flüssige Phasen.

Jede Änderung des Aggregatzustands ist mit einer **Änderung der inneren Energie** verbunden: Beim Schmelzen muss die Kristallstruktur eines Stoffs aufgebrochen werden. Beim Verdampfen einer Flüssigkeit wird Arbeit gegen zwischenmolekulare Anziehungskräfte geleistet. Es muss deshalb ein für den jeweiligen Stoff spezifischer Energiebetrag, seine Schmelzwärme bzw. Verdampfungswärme, aufgebracht werden, um den Aggregatzustand zu ändern. Beim Kondensieren oder Erstarren wird diese Bindungsenergie als Kondensationswärme bzw. Erstarrungswärme wieder freigesetzt.

1.1.2 Stoffgemische

Die Materie liegt häufig nicht als einzelner reiner Stoff vor, sondern in Form von **Stoffgemischen.** Eine Übersicht über die Einteilung der Materie in Stoffe bzw. Stoffgemische gibt ➤ Abb. 1.1.

Es wird zwischen homogenen und heterogenen Gemischen unterschieden.

- In einem **heterogenen** Gemisch treten mehrere Phasen auf, z. B. Festkörper und Flüssigkeit oder auch zwei flüssige Phasen.
  - Ein Gemisch zweier flüssiger Phasen, z. B. Wasser und Öl, wird als **Emulsion** bezeichnet. Im Alltag begegnen uns Emulsionen als Creme, Salbe oder Milch.
  - Ein **Aerosol** ist fest-gasförmig oder flüssig-gasförmig. Nebel ist ein Aerosol, hier schweben kleine Flüssigkeitströpfchen in einem Gas. Auch Staub bildet, wenn er in der Luft verwirbelt wird, ein Aerosol.
- In einem **homogenen** Gemisch tritt nur eine Phase auf. Beispiele sind die Legierungen von Metallen, mischbare Flüssigkeiten wie Wasser und Alkohol oder die Gasmischung der Luft.

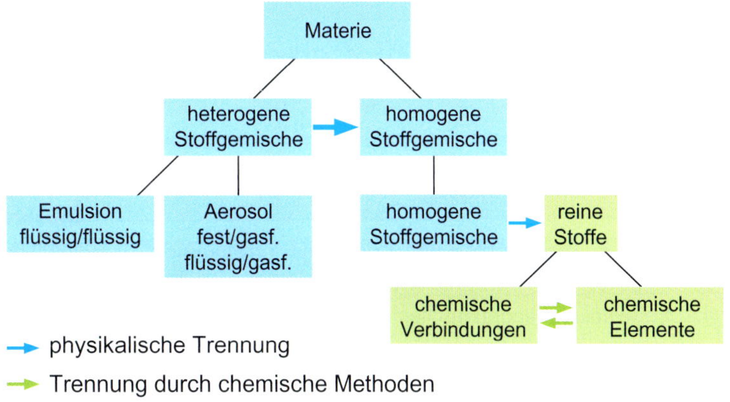

Abb. 1.1 Einteilung der Materie. Die in Blau gekennzeichneten Trennungen erfolgen mit physikalischen Verfahren, die in Grün gekennzeichneten Übergänge mit chemischen Methoden. [L253]

- Ein **Eis/Wasser**-Gemisch ist nach dieser Definition, obwohl es sich nur um einen Stoff in verschiedenen Aggregatzuständen handelt, ebenfalls ein heterogenes Gemisch, denn es treten verschiedene Phasen des Wassers nebeneinander auf.

Die Definition, ob ein System als homogen oder als heterogen bezeichnet wird, hängt auch von der **Teilchengröße** ab.

- Im Falle von Lösungen wird das System bei kleinen, niedermolekularen Teilchen mit einem Durchmesser von weniger als 3 nm als **echte Lösung** bezeichnet. Hier handelt es sich um ein homogenes System.
- Bei Teilchengrößen von etwa 3–200 nm werden die Begriffe **kolloidale Lösung** oder **kolloid-dispers** verwendet. Das Verhalten kolloid-disperser Lösungen ist verschieden von dem echter Lösungen. Es ist umstritten, ob eine kolloidale Lösung als homogen oder als heterogen einzustufen ist.
- Wenn die Teilchen im Lichtmikroskop sichtbar sind, d. h. bei Teilchengrößen über 200 nm, wird das System als heterogen eingestuft. Ein solches Gemisch wird als **grob-dispers** oder als **Suspension** bezeichnet. Ein Beispiel für eine Suspension sind Zellen in einer Nährlösung oder auch das menschliche Blut.

Ein Stoffgemisch lässt sich durch physikalische Methoden in seine Bestandteile trennen (➤ Abb. 1.1). Es liegen dann reine Stoffe vor. Ein **reiner Stoff** hat definierte physikalische Eigenschaften, wie Dichte, Schmelzpunkt, Brechungsindex usw. Die Eigenschaften eines **Stoffgemischs** sind dagegen nicht exakt definiert, sie hängen vom Mischungsverhältnis der Einzelbestandteile ab.

Bei dem reinen Stoff kann es sich um ein **chemisches Element** handeln. Er besteht dann nur aus einer einzigen Sorte von Atomen. Dagegen sind bei einer **chemischen Verbindung** die Bausteine des Stoffs Moleküle, die wiederum aus mehreren verschiedenartigen Atomen bestehen.

Jetzt bist du dran!

Überblick gewinnen

Notiere dir ca. 5 Stichwörter aus diesem Unterkapitel.

1.2 Aufbau und Eigenschaften der Materie

Thomas Wenisch

Biochemie, Chemie, Physik

Die Einteilung in anorganische und organische Verbindungen geht auf die historische Annahme zurück, zwischen den im Reagenzglas herstellbaren anorganischen Stoffen und den organischen Substanzen, die ein lebender Organismus produziert, bestehe ein prinzipieller, grundsätzlich unüberbrückbarer Unterschied. Der historische Sprachgebrauch wurde beibehalten.

1.2.1 Das Atom

Die Grundbausteine der Materie, die mit chemischen Methoden nicht weiter zerlegt werden können, sind die **Atome** (von griech. atomos = unteilbar).

Heute ist bekannt, dass das Atom aus noch kleineren **Elementarteilchen** besteht: aus **Neutronen, Protonen** und **Elektronen** (➤ Tab. 1.1). Protonen und Elektronen sind elektrisch geladen. Sie tragen die **Elementarladung** $e = 1{,}6 \cdot 10^{-19}$ Coulomb (C). Dies ist der kleinste mögliche Betrag einer elektrischen Ladung.

Proton und Neutron haben ungefähr die gleiche Masse. Sie sind etwa 2000-mal schwerer als das Elektron ($m_p/m_e = 1836$). Die moderne Teilchenphysik zeigt, dass Protonen und Neutronen aus weiteren subatomaren Teilchen aufgebaut sind, darauf soll aber hier nicht weiter eingegangen werden.

Tab. 1.1 Bausteine des Atoms

	Ladung/C	Masse/kg
Elektron	$-1{,}6 \cdot 10^{-19}$	$9{,}1093897 \cdot 10^{-31} \approx 9{,}1 \cdot 10^{-31}$
Proton	$+1{,}6 \cdot 10^{-19}$	$1{,}6726231 \cdot 10^{-27} \approx 1{,}67 \cdot 10^{-27}$
Neutron	0	$1{,}6749286 \cdot 10^{-27} \approx 1{,}67 \cdot 10^{-27}$

MERKE

Für das Verständnis der Chemie wichtig sind nur die Elementarteilchen Neutronen, Protonen und Elektronen:

- Die positiv geladenen **Protonen** und die elektrisch neutralen **Neutronen** bilden den Kern des Atoms. Sie werden deshalb auch als **Nukleonen** (Kernteilchen) bezeichnet.
- Der Atomkern ist von der Hülle aus negativ geladenen **Elektronen** umgeben. Chemische Reaktionen beruhen auf Wechselwirkungen in den Elektronenhüllen der beteiligten Stoffe.

Auf die Struktur der Elektronenhülle wird deshalb in ➤ Kap. 1.2.3 noch näher eingegangen.

MERKE

Jedes Atom hat das Bestreben, nach außen hin elektrisch neutral zu sein. In der Elektronenhülle befinden sich deshalb genauso viele Elektronen wie Protonen im Kern des Atoms.
Ist die Ladungsbilanz des Atoms nicht ausgeglichen, wird das nun elektrisch geladene Atom als **Ion** bezeichnet. Ein **Kation** ist ein positiv geladenes Ion, hier fehlen Elektronen in der Elektronenhülle. Ein **Anion** ist negativ geladen. Bei ihm befinden sich mehr Elektronen in der Hülle als Protonen im Kern.

Ein durch eine bestimmte Protonenzahl und Nukleonenzahl festgelegtes Atom wird als **Nuklid** bezeichnet. Die Schreibweise für ein Nuklid lautet:

$$^{\text{Massenzahl}}_{\text{Ordnungszahl}}\text{Elementsymbol}$$

- Die chemischen Eigenschaften eines Atoms werden durch die Anzahl der Protonen im Kern festgelegt. Nach ihrer **Protonenzahl** p werden die Elemente im Periodensystem (➤ Kap. 1.2.4) aufsteigend angeordnet. Deshalb wird diese Zahl auch als **Ordnungszahl** (auch: **Kernladungszahl**) Z eines Elements bezeichnet. Da jedes chemische Element durch ein eigenes Elementsymbol beschrieben wird, kann auf die zusätzliche Angabe der Ordnungszahl auch verzichtet werden: $^{\text{Massenzahl}}\text{Elementsymbol}$

- Nahezu die gesamte Masse des Atoms ist in seinem Kern konzentriert. Die **Nukleonenzahl,** d. h. die Summe der Anzahl von Protonen und Neutronen, ist die **Massenzahl** *m* eines Elements.
- Die **Neutronenzahl** eines Nuklids lässt sich aus der Differenz zwischen Massenzahl und Ordnungszahl ermitteln. Beispielsweise steht Eisen (Fe) im Periodensystem an 26. Stelle. ^{56}Fe hat demnach 56–26 = 30 Neutronen.

Die Massenzahlen *m* sind angegeben als **relative Atommassen** in der atomaren Masseneinheit u (für unit = Einheit; in der Literatur wird manchmal auch amu genannt, für atomar mass unit).

Eine **atomare Masseneinheit (1 u)** entspricht $^1/_{12}$ der Masse eines Kohlenstoff-12-Atoms ($1{,}66 \cdot 10^{-24}$ g).

Die **relative Molekülmasse** ist gleich der Summe der relativen Atommassen der an der Bildung des Moleküls beteiligten Atome.

MERKE

In der Chemie werden **Stoffmengen in Mol** angegeben. Ein Mol eines Stoffs enthält unabhängig von seinen sonstigen Eigenschaften immer eine festgelegte Teilchenzahl von

$$N_A = 6{,}022 \cdot 10^{23}$$

N_A ist die **Avogadro-Zahl** (Einheit: Teilchen/mol).
Die Masse von 1 Mol eines Stoffs, angegeben in Gramm, entspricht der relativen Atommasse bzw., bei einer Verbindung, der relativen Molekülmasse in atomaren Masseneinheiten u.

1.2.2 Isotope

Die Stoffeigenschaften eines Elements werden durch seine Ordnungszahl, d. h. durch die Zahl seiner Protonen, festgelegt. Bei gleicher Kernladungszahl sind aber mehrere Nuklide möglich, die sich in ihrer Neutronenzahl unterscheiden. Dies sind die **Isotope** eines Elements. Beispiele für Isotope biologisch wichtiger Elemente zeigt ➤ Tab. 1.2.

Nur der Kern des häufigsten Isotops des einfachsten chemischen Elements, Wasserstoff, ^1H, besteht aus einem einzigen Proton. Die Kerne aller anderen Nuklide enthalten Neutronen, die die positiven Ladungen der Protonen gegeneinander abschirmen. Bei den meisten Nukliden liegt die Neutronenzahl etwa im Bereich des 1- bis 1,5-Fachen der Protonenzahl (➤ Tab. 1.2). Hat ein Nuklid zu viele oder zu wenig Protonen, ist es instabil. Es wandelt sich spontan in ein anderes Nuklid um; es ist **radioaktiv.**

Tab. 1.2 Beispiele einiger Elemente und ihrer Isotope mit Elementsymbol, Ordnungszahl *Z* und relativer Atommasse (die mit * gekennzeichneten Isotope sind radioaktiv)

Element	Symbol	*Z*	Atommasse	Isotope
Wasserstoff	H	1	1,008	^1H, ^2H, ^3H*
Kohlenstoff	C	6	12,011	^{11}C*, ^{12}C, ^{13}C, ^{14}C*
Stickstoff	N	7	14,007	^{13}N*, ^{14}N, ^{15}N
Sauerstoff	O	8	15,999	^{16}O, ^{17}O, ^{18}O
Natrium	Na	11	22,990	^{23}Na, ^{24}Na*
Magnesium	Mg	12	24,305	^{24}Mg, ^{25}Mg, ^{26}Mg
Phosphor	P	15	30,974	^{31}P, ^{32}P*
Schwefel	S	16	32,066	^{32}S, ^{33}S, ^{34}S, ^{35}S*, ^{36}S
Chlor	Cl	17	35,453	^{35}Cl, ^{37}Cl
Kalium	K	19	39,102	^{39}K, ^{40}K*, ^{41}K, ^{42}K*
Calcium	Ca	20	40,08	^{40}Ca, ^{45}Ca*, ^{47}Ca*
Eisen	Fe	26	55,847	^{55}Fe*, ^{56}Fe, ^{59}Fe*
Cobalt	Co	27	58,932	^{58}Co*, ^{59}Co, ^{60}Co*
Iod	I	53	126,904	^{125}I*, ^{127}I, ^{131}I*
Uran	U	92	238,029	^{235}U*, ^{238}U*

Tab. 1.3 Einige in Medizin und Biochemie verwendete Radionuklide, ihre Halbwertszeit ($t_{1/2}$), die Art der Strahlung und ihre Anwendung

Isotop	$t_{1/2}$*	Strahlung	Anwendung
^3H	12,3 a	β	Tracer
^{14}C	5730 a	β	Tracer
^{32}P	14,3 d	β	Tracer, Strahlentherapie (Knochen)
^{35}S	87 d	β	Tracer, Tumordiagnostik
^{60}Co	6,2 a	β, γ	Strahlentherapie
^{99m}Tc	6 h	γ	Diagnostik (breite Anwendung)
^{123}I	13 h	γ	Radiojodtest (Schilddrüse)
^{125}I	60 d	γ	Tracer für Proteine (in vitro)
^{131}I	8 d	β, γ	Radiojodtherapie (Schilddrüse)
^{226}Ra	1622 a	α	Strahlentherapie

* a = Jahre, d = Tage, h = Stunden

- Von den meisten Elementen treten natürlicherweise stabile und auch radioaktive Isotope auf. Die meisten Elemente sind daher Isotopengemische, man spricht auch von **Mischelementen.** Die in ➤ Tab. 1.2 angegebenen Atommassen geben die durchschnittliche relative Atommasse des Isotopengemischs an.
- Von etwa 20 Elementen wird in der Natur nur ein einziges Isotop beobachtet. Diese Elemente werden als **Reinelemente** bezeichnet. Dazu zählen Fluor, Natrium, Phosphor und Arsen.
- Durch Kernreaktionen lassen sich künstlich radioaktive Isotope erzeugen, die in der Natur nicht oder nicht mehr vorkommen.

MERKE

Lerntipp: Die Massenzahl steht in der Schreibweise des Nuklids oben, Ordnungszahl unten vor dem Elementsymbol. „M" steht im Alphabet ja auch über „O". Präge dir ein, dass die Ordnungszahl eines Elements festgelegt ist, während verschiedene Isotope eines Elements unterschiedliche Massenzahlen haben.

KLINIK

Radioaktive Isotope sind ein wichtiges Hilfsmittel in Medizin und Biochemie (➤ Tab. 1.3). Der Stoffwechsel des Organismus verwendet das Radionuklid wie jedes andere Isotop des jeweiligen Elements. Um Stoffwechselwege zu verfolgen, werden **radioaktive Tracer** verwendet, deren Strahlung sich von außen messen lässt.
In der Nuklearmedizin wird gerne ^{99m}Tc wegen seiner günstigen Strahlungseigenschaften eingesetzt. Radium und Cobalt dienen vorwiegend als Strahlungsquellen für die Strahlentherapie.

1.2.3 Elektronenhülle

Die Vorgänge im Atomkern lassen sich durch chemische Methoden nicht beeinflussen. Umso wichtiger ist der Aufbau der Elektronenhülle für das Verständnis der Chemie. Die Anordnung der Elektronen entscheidet, welche Bindungen ein Element eingeht und wie stabil die entstandenen Verbindungen sind.

Das **Bohr-Atommodell** geht von einer Vorstellung aus, nach der sich die Elektronen auf Bahnen um den Atomkern ähnlich wie Planeten um eine Sonne bewegen. Dieses Modell kann jedoch für das tiefere Verständnis nicht aufrechterhalten werden. Das Verhalten der Elektronen lässt sich erst mit der **Quantenmechanik** nachvollziehen, deren Resultate aber z. T. recht komplex sind und oft keine einfache bildhafte Vorstellung liefern. Das Atommodell, das heute für die Chemie zugrunde gelegt wird und die Eigenschaften der Elektronenhülle am zutreffendsten beschreibt, ist das **Orbitalmodell.**

Das Elektron wird darin nicht mehr als Teilchen betrachtet, sondern als „Wellenpaket". Die Position des Elektrons lässt sich nicht genau bestimmen oder voraussagen, sondern es wird von Aufenthaltswahrscheinlichkeiten gesprochen. Für jedes Elektron lässt sich ein Bereich in der Umgebung des Atomkerns angeben, in dem das Elektron mit hoher Wahrscheinlichkeit anzutreffen ist. Dieser Bereich wird **Orbital** genannt.

➤ Abb. 1.2, ➤ Abb. 1.3 und ➤ Abb. 1.4 zeigen die Form und die räumliche Anordnung der Atomorbitale.

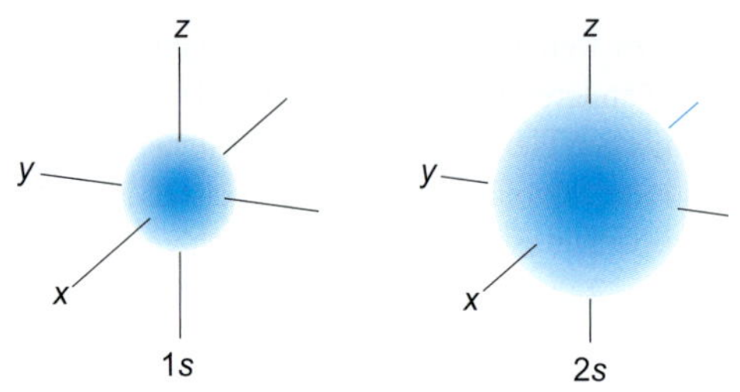

Abb. 1.2 Formen des 1*s*- und des 2*s*-Orbitals [L253]

Quantenzahlen

Welches Orbital von einem Elektron besetzt wird und in welcher Entfernung zum Kern sich das Orbital befindet, hängt vom Energieniveau des Elektrons ab.

Der Zustand eines Hüllenelektrons wird durch 4 Quantenzahlen beschrieben:

Hauptquantenzahl *n*

Die Hauptquantenzahl *n* nimmt Werte von 1, 2, 3, …, *n* an. Sie gibt das **„Hauptenergieniveau"** an und entspricht dem Abstand der Elektronenbahn zum Kern im Bohr-Atommodell. Obwohl sich die Elektronen nicht im klassischen Sinne auf Bahnen oder auf konzentrischen Kugelschalen bewegen, wurde der historisch etablierte Begriff der **Elektronenschale** im Sprachgebrauch der Chemie beibehalten.

Die Schalen werden mit fortlaufenden Buchstaben bezeichnet, beginnend mit *K*. Die innerste, dem Atomkern am nächsten liegende Schale ist die *K*-Schale, ihre Elektronen tragen die Hauptquantenzahl $n = 1$. Als Nächstes folgt die *L*-Schale, die der Hauptquantenzahl 2 entspricht.

Bei den schwersten bekannten Elementen befinden sich die äußersten Elektronen auf der 7. Schale.

MERKE
Du kannst dir die Reihenfolge der Buchstaben der ersten Schalen gut einprägen, wenn du an die Airline „KLM" denkst.

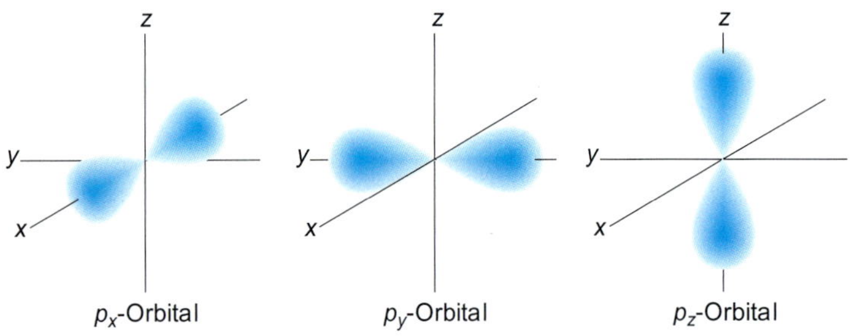

Abb. 1.3 Formen der *p*-Orbitale [L253]

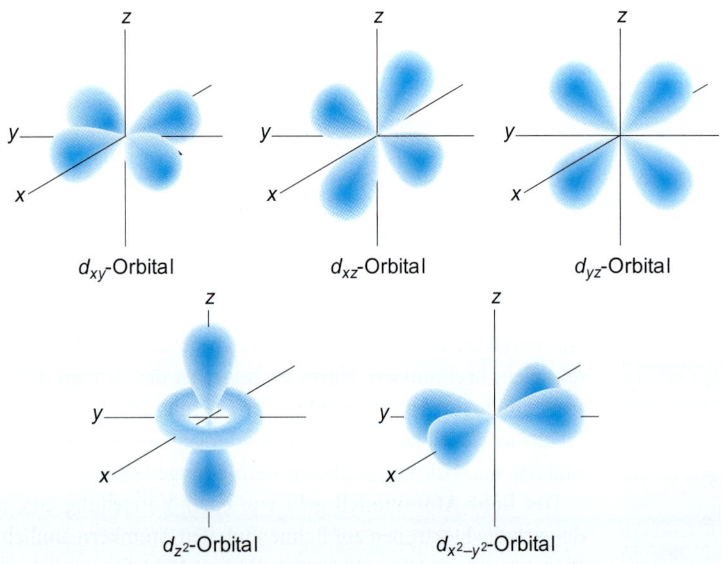

Abb. 1.4 Formen der *d*-Orbitale [L253]

Nebenquantenzahl *l*

Die Nebenquantenzahl *l* unterteilt das durch die Hauptquantenzahl angegebene Energieniveau noch weiter. Die Nebenquantenzahl kann Werte von $l = 0, 1, 2, \ldots, n-1$ annehmen.

Die Nebenquantenzahl gibt die **Art des Orbitals** an. Es existieren verschiedene Arten von Orbitalen, die sich in ihrer räumlichen Konfiguration unterscheiden:

- $l = 0$ entspricht dem s-**Orbital.** Eine Berechnung der Aufenthaltswahrscheinlichkeiten für dieses Orbital ergibt eine kugelförmige räumliche Anordnung. ➤ Abb. 1.2 zeigt das 1*s*- ($n = 1, l = 0$) und das 2*s*-Orbital ($n = 2, l = 0$). Mit steigender Hauptquantenzahl sind die Elektronen im Mittel weiter vom Atomkern entfernt.
- Das zu $l = 1$ gehörende Orbital wird p-**Orbital** genannt. Die Elektronenverteilung im *p*-Orbital ist nicht mehr kugelförmig. Es ergeben sich zwei getrennte Bereiche, zwischen denen der Atomkern liegt (➤ Abb. 1.3).
- $l = 2$ kennzeichnet ein d-**Orbital** (➤ Abb. 1.4).
- Zu $l = 3$ gehört das **f-Orbital.** Dessen Form ist noch komplexer, sodass auf eine Bilddarstellung hier verzichtet wird.

MERKE
Die Reihenfolge der Orbitale kannst du dir leicht merken, indem du an eine der großen Volksparteien in Deutschland (spd) bzw. ein weitverbreitetes Dokumentformat (pdf) denkst – selbstverständlich soll hiermit für beides keine Werbung gemacht werden.

Magnetquantenzahl *m*

Die magnetische Quantenzahl *m* bildet eine weitere **Aufspaltung der Unterniveaus.** Sie nimmt Werte zwischen $+l$ und $-l$ an: $m = -l, -(l-1), \ldots, -1, 0, +1, \ldots, (l-1), l$. Insgesamt sind für *m* $2l+1$ verschiedene Werte möglich.

- Für die 1. Schale ($n = 1$) ist $l = 0$, und *m* kann nur den Wert 0 annehmen. Die Kombination $l = 0$ und $m = 0$ steht für das *s*-Orbital der durch die jeweilige Hauptquantenzahl *n* angegebenen Schale.
- Für die 2. Schale ($n = 2$) kann *l* den Wert 0 oder 1 annehmen.
  - Für $l = 0$ ist auch wieder $m = 0$. Dies kennzeichnet das *s*-Orbital der 2. Elektronenschale (➤ Abb. 1.2).
  - Für $l = 1$ kann *m* die Werte –1, 0 oder +1 annehmen. $l = 1$ kennzeichnet ein *p*-Orbital. Es existieren 3 *p*-Orbitale, die sich in ihrer räumlichen Ausrichtung unterscheiden (➤ Abb. 1.3). Die Lage des Orbitals wird durch die magnetische Quantenzahl *m* angegeben.
- In der 3. Schale nimmt für $l = 2$ die Magnetquantenzahl die Werte –2, –1, 0, 1, 2 an. Es existieren 5 im Raum verschieden ausgerichtete *d*-Orbitale (➤ Abb. 1.4).
- Ab der 4. Schale kommen durch $m = -3, -2, -1, 0, 1, 2, 3$ für $l = 3$ noch 7 verschiedene *f*-Orbitale hinzu.

Spinquantenzahl *s*

Die Spinquantenzahl *s* kann die Werte +½ oder –½ annehmen. Jedes Orbital kann mit zwei Elektronen besetzt werden, die sich in ihrem Spin unterscheiden. Unter dem **Elektronenspin** wird die Orientierung des magnetischen Moments des Elektrons verstanden.

In einem klassischen Modell kann man sich das Elektron als rotierend vorstellen. Der Spin des Elektrons gibt dann die Richtung der Drehung an. Die beiden möglichen Werte der Spinquantenzahl entsprächen dann einer Rechts- bzw. Linksdrehung.

Grafisch wird die Orientierung des Spins oft durch einen Pfeil nach oben oder unten dargestellt. Entsprechend der Lage der Pfeilrichtungen wird bei zwei Elektronen dann von einem **parallelen oder antiparallelen**

Spin gesprochen.

MERKE
Niemals wirst du die Reihenfolge der vier Quantenzahlen vergessen, wenn du dir dazu als Eselsbrücke die Konsonanten aus „niemals", also n, m, l und s, merken.

Besetzungsregeln

Wolfgang Pauli formulierte 1924 das nach ihm benannte **Pauli-Prinzip:** Keine zwei Elektronen stimmen in allen 4 Quantenzahlen überein.

Anschaulich könnte man sich die Plätze in der Elektronenhülle nummeriert vorstellen, wie die Sitze in einem Theater. Es werden keine zwei Theaterkarten mit identischer Platznummer ausgegeben.

Aus den möglichen Kombinationen der Quantenzahlen lässt sich ableiten, dass in einer durch die Hauptquantenzahl *n* gegebenen Schale $2n^2$ Elektronenplätze zur Verfügung stehen. Eine Übersicht der Bindungsplätze in den ersten 4 Schalen und den jeweiligen Orbitalen zeigt ➤ Tab. 1.4.

Die **Elektronenkonfiguration** eines Elements wird in einer Schreibweise angegeben, bei der die Hauptquantenzahlen, die Orbitale und dahinter als Hochzahl die Zahl der im Orbital befindlichen Elektronen notiert werden. So besitzt das Element mit der

Tab. 1.4 Aus den Quantenzahlen abgeleitete maximale Elektronenzahl in den ersten 4 Schalen und in den jeweiligen Unterniveaus

n	l	m	Spin	Maximale e^--Zahl	Maximale e^--Zahl pro Schale ($2n^2$)
1 (*K*-Schale)	0 (1*s*)	0	±½	2	2
2 (*L*-Schale)	0 (2*s*) 1 (2*p*)	0 +1, 0, –1	±½ je ±½	2 6	8
3 (*M*-Schale)	0 (3*s*) 1 (3*p*) 2 (3*d*)	0 +1, 0, –1 +2, +1, 0, –1, –2	±½ je ±½ je ±½	2 6 10	18
4 (*N*-Schale)	0 (4*s*) 1 (4*p*) 2 (4*d*) 3 (4*f*)	0 +1, 0–1 +2, +1, 0, –1, –2 +3, +2, +1, 0, –1, –2, –3	±½ je ±½ je ±½ je ±½	2 6 10 14	32

Ordnungszahl 11, Natrium, 11 Elektronen in der Konfiguration $1s^2$ $2s^2$ $2p^6$ $3s^1$.

MERKE

Nur die Elektronen auf der äußersten Schale sind an chemischen Bindungen beteiligt (z. B. das $3s^1$-Elektron im Fall von Natrium). Die Außenelektronen werden auch **Valenzelektronen** genannt.

Ein für das Atom energetisch besonders günstiger Zustand wird erreicht, wenn die äußere Schale mit 8 Valenzelektronen besetzt ist. Die Schale ist dann „abgeschlossen“. Dieser Zusammenhang ist auch unter dem Begriff **Oktettregel** bekannt. Der energetisch günstige Zustand ist natürlicherweise bei den Edelgasen gegeben. Die Besetzung der Außenschale mit 8 Valenzelektronen wird deshalb **Edelgaskonfiguration** genannt. Eine Ausnahme bildet die erste Schale, sie ist bereits mit 2 Elektronen vollständig besetzt. Dies ist bei Helium der Fall.

Die **Besetzung** der Energieniveaus der Elektronenhülle erfolgt – wenn sich das Atom im nicht angeregten Grundzustand befindet – nacheinander, beginnend mit dem energieärmsten Niveau, dem 1 *s*-Orbital.

Es wird beobachtet, dass bei energetisch gleichwertigen Orbitalen, wie p_x, p_y und p_z, diese zunächst einfach durch Elektronen mit zueinander parallelem Spin besetzt und erst dann mit einem zweiten Elektron aufgefüllt werden. Nach ihrem Entdecker wird diese Besetzungsreihenfolge als **Hund-Regel** bezeichnet.

- Es werden zunächst die *s*-, dann die *p*-Orbitale einer Schale besetzt. Eine Abweichung von der weiteren Reihenfolge zeigt sich bei den *d*- und *f*-Orbitalen. Die Energien der den Schalen zugeordneten Orbitale überlappen sich wie in ➤ Abb. 1.5 dargestellt. Das 4 *s*-Orbital hat eine geringere Energie als die 3*d*-Orbitale. Bei der sukzessiven Besetzung der Elektronenplätze wird daher zunächst die 4. Schale begonnen und das dortige *s*-Orbital gefüllt, bevor die 3*d*-Orbitale belegt werden.
- Ab der 4. Schale sind *f*-Orbitale vorhanden. Das 4*f*-Orbital hat eine höhere Energie als die 5 *s*-, 4*d*-, 5*p*- und 6 *s*-Orbitale, aber einer geringere Energie als das 5*d*-Orbital. Es wird deshalb bereits mit der 6. Schale begonnen, bevor Plätze im 4*f*-Orbital besetzt werden. Im Anschluss werden die 5*d*-Orbitale gefüllt und dann erst werden die 6*p*-Orbitale besetzt (➤ Abb. 1.5, ➤ Abb. 1.7).

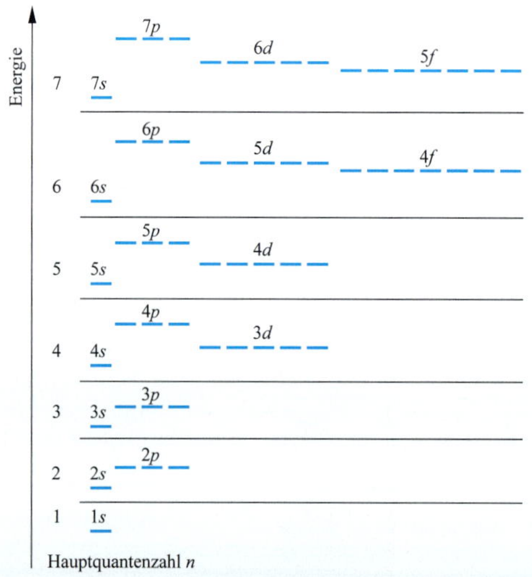

Abb. 1.5 Energieniveaus der Atomorbitale [L253]

MERKE

- Aus der Reihenfolge des Auffüllens der Elektronenschale lässt sich die Anordnung der Elemente im Periodensystem (➤ Kap. 1.2.4) verstehen. Die Edelgaskonfiguration wird mit der vollständigen Besetzung der *s*- und *p*-Orbitale der Außenschale erreicht. Bei den Nebengruppenelementen des Periodensystems werden nacheinander die *d*- und *f*-Orbitale weiter innen liegender Schalen aufgefüllt.
- Das Ziel einer Bindung zwischen zwei Atomen ist jeweils immer das Erreichen der Edelgaskonfiguration, wodurch auch die Oktettregel erfüllt wird.

1.2.4 Periodensystem

Heute sind mindestens **112 chemische Elemente** bekannt. Die Elemente bis zur Ordnungszahl 92 (Uran) kommen in der Natur vor. Die noch schwereren Elemente, die sog. Transurane, wurden in kernphysikalischen Reaktionen in Teilchenbeschleunigern oder Kernreaktoren künstlich erzeugt. In der Kernphysik wird versucht, immer schwerere Kerne künstlich herzustellen. Inzwischen gelang die Synthese bis zum Element 116. (Es existieren auch Hinweise auf die Synthese der Elemente 117 und 118. Diese Daten sind aber gegenwärtig unbestätigt und noch nicht von der IUPAC [International Union of Pure and Applied Chemistry] anerkannt.)

Alle bekannten Nuklide der Elemente mit Ordnungszahlen ab 84 sowie der Elemente 43 (Technetium, Tc) und 61 (Promethium, Pm) sind radioaktiv. Die Lebensdauer der künstlichen Nuklide mit Ordnungszahlen ab etwa 100 ist so kurz, dass sie für chemische Reaktionen nicht zur Verfügung stehen. Für die Chemie sind daher etwas weniger als 100 Elemente von Interesse.

Aufbau des Periodensystems

1869 wurde von Meyer und Mendeljew ein Ordnungsprinzip aufgestellt, nach dem die Elemente waagerecht in **Perioden** untereinander geschrieben werden.

Die in der Senkrechten untereinander stehenden Elemente lassen sich zu **Gruppen** zusammenfassen, die ähnliche chemische Eigenschaften aufweisen (➤ Abb. 1.6).

Das damalige Periodensystem beruhte auf der Beobachtung der Eigenschaften der Elemente. Aus der systematischen Anordnung konnte die Existenz damals noch unbekannter Elemente vorausgesagt werden. Heute ist bekannt, dass der Schlüssel zum Aufbau des Periodensystems in der Elektronenkonfiguration der Atome liegt.

MERKE

Die Elemente werden in der Reihenfolge ihrer Ordnungszahl und damit der Zahl ihrer Elektronen angeordnet.

- Die Periode kennzeichnet eine Schale der Elektronenhülle, die von links nach rechts mit Elektronen aufgefüllt wird.
- Innerhalb einer Gruppe untereinanderstehende Elemente besitzen die gleiche Zahl von Valenzelektronen. Die Elektronen weiter innen liegender Schalen nehmen an chemischen Bindungen nicht teil.

Es werden **8 Hauptgruppen** und **10 Nebengruppen** unterschieden. Nach neueren Empfehlungen der IUPAC werden die Gruppen von 1–18 nummeriert. Die Gruppen 1 und 2, sowie 13–18 bilden die Hauptgruppen, die Gruppen 3–12 die Nebengruppen. Früher wurden die Hauptgruppen mit IA–VIIIA bezeichnet. Diese Nomenklatur ist auch heute noch weit verbreitet.

Periodensystem der Elemente

Jeder Kasten enthält: Name, Elementsymbol, Ordnungszahl und relative Atommasse.
Alle Hauptgruppenelemente sind blau unterlegt.

Hauptgruppen: 1, 2, 13–18; Nebengruppen: 3–12

	1 (IA)	2 (IIA)	3 (IIIB)	4 (IVB)	5 (VB)	6 (VIB)	7 (VIIB)	8	9 (VIIIB)
1. Periode	1.0079 Wasserstoff $_{1}$H								
2. Periode	6.941 Lithium $_{3}$Li	9.0122 Beryllium $_{4}$Be							
3. Periode	22.990 Natrium $_{11}$Na	24.305 Magnesium $_{12}$Mg							
4. Periode	39.098 Kalium $_{19}$K	40.078 Calcium $_{20}$Ca	44.956 Scandium $_{21}$Sc	47.88 Titan $_{22}$Ti	50.942 Vanadium $_{23}$V	51.996 Chrom $_{24}$Cr	54.938 Mangan $_{25}$Mn	55.847 Eisen $_{26}$Fe	58.933 Cobalt $_{27}$Co
5. Periode	85.468 Rubidium $_{37}$Rb	87.62 Strontium $_{38}$Sr	88.906 Yttrium $_{39}$Y	91.224 Zirkonium $_{40}$Zr	92.906 Niob $_{41}$Nb	95.94 Molybdän $_{42}$Mo	98.906 Technetium $_{43}$Tc*	101.07 Ruthenium $_{44}$Ru	102.91 Rhodium $_{45}$Rh
6. Periode	132.91 Caesium $_{55}$Cs	137.33 Barium $_{56}$Ba	57–71	178.49 Hafnium $_{72}$Hf	180.95 Tantal $_{73}$Ta	183.85 Wolfram $_{74}$W	186.21 Rhenium $_{75}$Re	190.2 Osmium $_{76}$Os	192.22 Iridium $_{77}$Ir
7. Periode	223.02 Francium $_{87}$Fr*	226.03 Radium $_{88}$Ra*	89–103	261 Rutherfordium $_{104}$Rf*	262 Dubnium $_{105}$Db*	263 Seaborgium $_{106}$Sg*	Bohrium $_{107}$Bh*	Hassium $_{108}$Hs*	Meitnerium $_{109}$Mt*

	10	11 (IB)	12 (IIB)	13 (IIIA)	14 (IVA)	15 (VA)	16 (VIA)	17 (VIIA)	18 (VIIIA)
1. Periode									4.0026 Helium $_{2}$He
2. Periode				10.811 Bor $_{5}$B	12.011 Kohlenstoff $_{6}$C	14.007 Stickstoff $_{7}$N	15.9994 Sauerstoff $_{8}$O	18.998 Fluor $_{9}$F	20.180 Neon $_{10}$Ne
3. Periode				26.982 Aluminium $_{13}$Al	28.086 Silicium $_{14}$Si	30.974 Phosphor $_{15}$P	32.066 Schwefel $_{16}$S	35.453 Chlor $_{17}$Cl	39.948 Argon $_{18}$Ar
4. Periode	58.69 Nickel $_{28}$Ni	63.546 Kupfer $_{29}$Cu	65.39 Zink $_{30}$Zn	69.723 Gallium $_{31}$Ga	72.61 Germanium $_{32}$Ge	74.922 Arsen $_{33}$As	78.96 Selen $_{34}$Se	79.904 Brom $_{35}$Br	83.80 Krypton $_{36}$Kr
5. Periode	106.42 Palladium $_{46}$Pd	107.87 Silber $_{47}$Ag	112.41 Cadmium $_{48}$Cd	114.82 Indium $_{49}$In	118.71 Zinn $_{50}$Sn	121.75 Antimon $_{51}$Sb	127.60 Tellur $_{52}$Te	126.90 Iod $_{53}$I	131.29 Xenon $_{54}$Xe
6. Periode	195.08 Platin $_{78}$Pt	196.97 Gold $_{79}$Au	200.59 Quecksilber $_{80}$Hg	204.38 Thallium $_{81}$Tl	207.2 Blei $_{82}$Pb	208.98 Bismut $_{83}$Bi	208.98 Polonium $_{84}$Po*	209.99 Astat $_{85}$At*	222.02 Radon $_{86}$Rn*
7. Periode	Darm-stadtium $_{110}$Ds*	Roent-genium $_{111}$Rg*	Copernicum $_{112}$Cn*						

Lanthanoide	
138.91 Lanthan $_{57}$La	140.12 Cer $_{58}$Ce
140.91 Praseodym $_{59}$Pr	144.24 Neodym $_{60}$Nd
146.92 Promethium $_{61}$Pm*	150.36 Samarium $_{62}$Sm
151.97 Europium $_{63}$Eu	157.25 Gadolinium $_{64}$Gd
158.93 Terbium $_{65}$Tb	162.50 Dysprosium $_{66}$Dy
164.93 Holmium $_{67}$Ho	167.26 Erbium $_{68}$Er
168.93 Thulium $_{69}$Tm	173.04 Ytterbium $_{70}$Yb
174.97 Lutetium $_{71}$Lu	

Actinoide	
227.03 Actinium $_{89}$Ac*	232.04 Thorium $_{90}$Th*
231.04 Protactinium $_{91}$Pa*	238.03 Uran $_{92}$U*
237.05 Neptunium $_{93}$Np*	244.06 Plutonium $_{94}$Pu*
243.06 Americium $_{95}$Am*	247.07 Curium $_{96}$Cm*
247.07 Berkelium $_{97}$Bk*	251.08 Californium $_{98}$Cf*
252.08 Einsteinium $_{99}$Es*	257.10 Fermium $_{100}$Fm*
258.10 Mendelevium $_{101}$Md*	259.10 Nobelium $_{102}$No*
260.11 Lawrencium $_{103}$Lr*	

* radioaktive Elemente; angegeben ist die Masse eines wichtigen Isotops (soweit bekannt)

Abb. 1.6 Das Periodensystem der Elemente. Es sind jeweils Elementsymbol, Name, Ordnungszahl und relative Atommasse angegeben. Die Hauptgruppenelemente sind blau unterlegt. Alle Isotope der mit * gekennzeichneten Elemente sind radioaktiv. Nach neuerem Standard sind die Gruppen von 1–18 nummeriert. Die älteren Bezeichnungen sind in Klammern angegeben. [L253]

Die Eigenschaften der Elemente einer **Hauptgruppe** ähneln sich sehr. Für die Hauptgruppen wurden daher Trivialnamen eingeführt (➤ Tab. 1.5).

Zwischen den Eigenschaften von Elementen verschiedener Hauptgruppen bestehen dagegen wesentliche Unterschiede.

Bei den **Nebengruppenelementen** ist das *s*-Orbital der äußersten Schale mit 2 Elektronen besetzt und es werden die auf einem höheren Energieniveau liegenden Orbitale innerer Schalen aufgefüllt (➤ Abb. 1.5 und ➤ Abb. 1.7). Die Nebengruppenelemente ähneln sich in ihren chemischen Eigenschaften, sie besitzen alle **metallischen Charakter.**

Tab. 1.5 Gebräuchliche Namen der Hauptgruppen und Zahl ihrer Valenzelektronen

Hauptgruppe	Name	Valenzelektronen
1. (IA)	Alkalimetalle	1
2. (IIA)	Erdalkalimetalle	2
13. (IIIA)	Erdmetalle	3
14. (IVA)	Kohlenstoffgruppe	4
15. (VA)	Stickstoffgruppe	5
16. (VIA)	Chalkogene	6
17. (VIIA)	Halogene	7
18. (VIIIA)	Edelgase	8

- Nebengruppenelemente treten erstmals in der 4. Periode auf. Nach der zweifachen Besetzung des 4*s*-Orbitals in Calcium (Ca) werden von Scandium (Sc) bis Zink (Zn) die 10 Plätze des 3*d*-Orbitals gefüllt, bevor mit Gallium (Ga) weiter das 4*p*-Orbital besetzt wird.
- Das Schema wiederholt sich in der 5. Periode. Das 5*s*-Orbital ist bei Strontium (Sr) mit 2 Elektronen besetzt. Von Yttrium (Y) bis Cadmium (Cd) wird das 4*d*-Orbital aufgefüllt, anschließend ab Indium (In) das 5*p*-Orbital.
- In der 6. Periode werden erstmals *f*-Orbitale besetzt. Die **Lanthanoide** – sowie in der 7. Periode die **Actinoide** – könnten als „Nebengruppen der Nebengruppen" angesehen werden.
- Beim Barium (Ba) ist das 6*s*-Orbital mit 2 Elektronen besetzt. Nun werden von Lanthan (La) bis Ytterbium (Yb) nacheinander die 14 Plätze des 4*f*-Orbitals besetzt. Anschließend werden vom Lutetium (Lu) bis Quecksilber (Hg) die 10 Plätze des 5*d*-Orbitals aufgefüllt. Erst dann wird mit einem Elektron im 6*p*-Orbital bei Thallium (Tl) zur nächsten Hauptgruppe weitergegangen.
- Die 7. Periode wird nach dem gleichen Schema besetzt, zunächst 7*s*, dann 5*f* (Actinoide) und 6*d*. Ein 7*p*-Orbital würde erstmals bei Element 113 besetzt. Das nächste Edelgas würde bei Element 118 liegen.

MERKE

Die Reihenfolge der Besetzung der Orbitale lässt sich an dem in ➤ Abb. 1.7 gezeigten Schema einfach merken. Es werden von unten nach oben die *s*-Orbitale der einzelnen Perioden übereinander geschrieben. Daneben die *p*-, *d*- und *f*-Orbitale. Diagonale Pfeile von rechts unten nach links oben geben die Besetzungsfolge der Orbitale an (➤ Abb. 1.5).

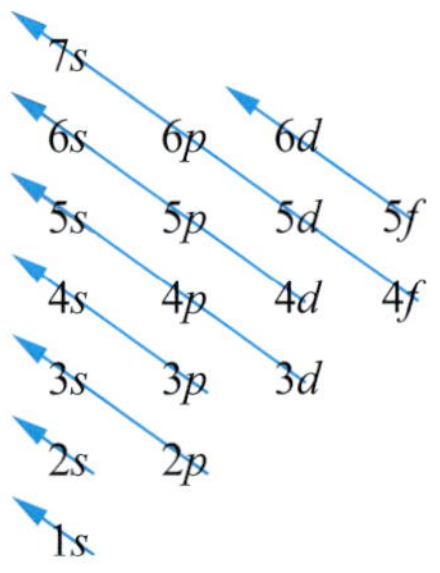

Abb. 1.7 Reihenfolge bei der Besetzung der Orbitale mit Elektronen [L253]

Periodische Eigenschaften

Einige Eigenschaften der Elemente zeigen innerhalb einer Periode oder innerhalb einer Gruppe des Periodensystems einen gesetzmäßigen Verlauf.

Atomradius

Die Atomradien der Elemente nehmen innerhalb einer Periode – mit Ausnahme der Edelgase – von links nach rechts ab. Die Elektronen werden durch die zunehmende Kernladung näher an den Atomkern herangezogen.

Von oben nach unten nehmen die Atomradien innerhalb einer Gruppe zu, denn mit jeder Periode wird eine neue, weiter außen liegende Elektronenschale begonnen.

Ionenradius

Die Ionenradien nehmen ebenfalls innerhalb einer Periode von links nach rechts ab und innerhalb einer Gruppe von oben nach unten zu.

- Werden Valenzelektronen aus dem Atom entfernt, ist das entstandene Kation kleiner als das neutrale Atom des jeweiligen Elements.
- Werden alle Valenzelektronen entfernt, wie bei Na^+ oder Mg^{2+}, ist das Kation sogar deutlich kleiner, denn gegenüber dem neutralen Atom verschwindet eine Elektronenschale.
- Durch die Aufnahme eines zusätzlichen Valenzelektrons bildet sich ein Anion. Der Radius des Anions ist größer als der des neutralen Atoms, denn zusätzliche Elektronen weiten die Elektronenhülle aus.

Elektronenaffinität

Die Elektronenaffinität ist die **Tendenz zur Elektronenaufnahme,** d. h. zur Bildung von Anionen. Die Aufnahme oder Abgabe eines Elektrons ist mit einer Energieänderung verbunden, diese wird in beiden Fällen als Elektronenaffinität bezeichnet. Ihre Einheit wird bei chemischen Umsetzungen in kJ/mol angegeben.

Daneben existiert die Einheit Elektronenvolt (eV): 1 eV ≅ 96,5 kJ/mol. Der Energiebetrag wird negativ gezählt, wenn bei dem Vorgang Energie frei wird. Bei positivem Wert muss Energie aufgewandt werden.

- Für freie (ungeladene) Atome, auch für Alkalimetalle und Erdalkalimetalle, ist es günstiger, ein zusätzliches Elektron aufzunehmen, als eines abzugeben. Bei der Elektronenaufnahme wird daher Energie frei; die Werte der Elektronenaffinität sind **negativ.**
- Um ein Elektron aus einem Atom zu entfernen, muss dagegen Energie, die sog. Ionisierungsenergie, aufgebracht werden. Aus diesem Grund sind die Werte für die Elektronenaffinität **positiv.**

Der Betrag der Elektronenaffinität nimmt innerhalb einer **Periode** von links nach rechts bis zur 7. Hauptgruppe zu, d. h., bei Elektronenaufnahme wird zunehmend mehr Energie freigesetzt, die Werte werden negativer. Beispiel: Natrium –53 kJ/mol und Chlor –348 kJ/mol. Die Edelgase in der 8. Hauptgruppe zeigen dagegen praktisch keine Tendenz zur Aufnahme zusätzlicher Elektronen.

Innerhalb einer **Gruppe** sinkt der Betrag der Elektronenaffinität von oben nach unten. Die größere Elektronenhülle schirmt die Anziehungskraft des Kerns auf ein zusätzliches Elektron stärker ab.

Werden mehrere Elektronen aufgenommen, sind die Elektronenaffinitäten für jedes der Elektronen verschieden. Beispielsweise liegt die Elektronenaffinität von Sauerstoff für die Aufnahme eines Elektrons bei –147 kJ/mol, es wird Energie frei. Für die Aufnahme eines zweiten Elektrons beträgt der Wert +738 kJ/mol. Es ist Energie notwendig, die von einem Reaktionspartner aufgebracht werden muss.

Elektronegativität

Elemente der Gruppen 1 und 2 bilden in Verbindungen bevorzugt Kationen, die Elemente der Gruppen 16 und 17 Anionen. Um die **Neigung zur Ionenbildung** unabhängig von den nur schwer messbaren Größen wie Elektronenaffinität oder Ionisierungsenergie abschätzen zu können, wurde von Linus Pauling der Begriff der Elektronegativität eingeführt.

Die Elektronegativität ist eine relative, dimensionslose Größe, sie nimmt Zahlenwerte zwischen 0,8 (nach neueren Rechnungen für Cäsium) und 4,0 (Fluor) an (➤ Abb. 1.8).

Neben den Elektronegativitätswerten nach Pauling ist auch noch eine Elektronegativitätsskala nach Allred und Rochow in Gebrauch. Die Abweichung gegenüber den von Pauling vorgeschlagenen Werten ist aber meist gering, sodass auf Unterschiede hier nicht weiter eingegangen werden soll.

MERKE

Die Elektronenaffinität bezieht sich immer auf ein einzelnes Atom bzw. Ion, die Elektronegativität dagegen auf das Verhalten eines Atoms innerhalb einer Verbindung.

- Atome mit hoher Elektronegativität ziehen in einer Bindung Elektronen stark zu sich herüber. Die Bindung wird polarisiert.
- Elemente ähnlicher Elektronegativität gehen eine kovalente Bindung ein.
- Bei großen Elektronegativitätsunterschieden wird ein Elektron aus einem Atom heraus- und vollständig zum anderen Bindungspartner herübergezogen, es entsteht eine Ionenbindung (➤ Abb. 1.9).

Die Elektronegativitätswerte nehmen, mit Ausnahme der Edelgase, innerhalb der Perioden von links nach rechts zu und innerhalb der Hauptgruppen von oben nach unten ab (➤ Abb. 1.8).

H 2,2						
Li 1,0	Be 1,6	B 2,0	C 2,6	N 3,0	O 3,4	F 4,0
Na 0,9	Mg 1,3	Al 1,6	Si 1,9	P 2,2	S 2,6	Cl 3,2
K 0,8			Ge 2,0	As 2,2	Se 2,6	Br 3,0
Rb 0,8					Te 2,1	I 2,7

Abb. 1.8 Elektronegativitätswerte nach Pauling für einige wichtige Hauptgruppenelemente. Elemente mit besonders geringer bzw. hoher Elektronegativität sind gekennzeichnet. [L253]

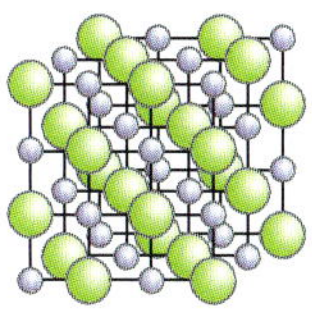

Abb. 1.9 Ionenbindung: Ausschnitt aus dem Kristallgitter von Kochsalz (NaCl) [L253]

MERKE

F2, Cl_2 und O_2 besitzen die stärkste Elektronegativität!

Metallcharakter

Die Elemente werden in **Metalle** und **Nichtmetalle** eingeteilt. Es gibt aber kein eindeutig festlegbares Kriterium, das Metalle von Nichtmetallen unterscheidet.

- Das beste Unterscheidungsmerkmal ist die hohe elektrische Leitfähigkeit der Metalle. Allerdings leitet auch Graphit (Kohlenstoff) als Nichtmetall den elektrischen Strom.
- Für das chemische Verhalten von Metallen typisch ist das Eingehen von Ionenverbindungen, in denen das Metall als Kation vorliegt.

Unabhängig von den zugrunde gelegten Kriterien existieren immer einige Elemente, deren Eigenschaften an der Grenze zwischen Metall und Nichtmetall liegen. Diese Elemente werden als **Halbmetalle** bezeichnet. Zu den Halbmetallen zählen Bor, Silizium, Germanium, Arsen und Tellur.

Die Nebengruppenelemente sind Metalle. Für die Hauptgruppen nimmt der Metallcharakter innerhalb der Perioden von links nach rechts ab und in den Gruppen von oben nach unten zu.

MERKE

Zusammenfassung der **periodischen Eigenschaften** von Elementen innerhalb der Periode (→) von links nach rechts, innerhalb der Gruppe (↓) von oben nach unten:

	→	↓
Atomradius	–*	+
Ionenradius	–	+
Elektronenaffinität	+*	–
Elektronegativität	+*	–
Metallcharakter	–	+

(– Abnahme, + Zunahme; * mit Ausnahme der Edelgase)

Jetzt bist du dran!

Überblick gewinnen

Notiere dir ca. 5 Stichwörter aus diesem Unterkapitel.

Jetzt bist du dran!

Zeichenaufgabe

Zeichne in das vorgegebene Schema der Energieniveaus die Besetzung der Orbitale des Kohlenstoffes mit Pfeilen (für den Spin) ein. Beschrifte die Orbitale korrekt.
Zeichne das Schema für einen angeregten Zustand – wie sieht der Kohlenstoff dann aus?

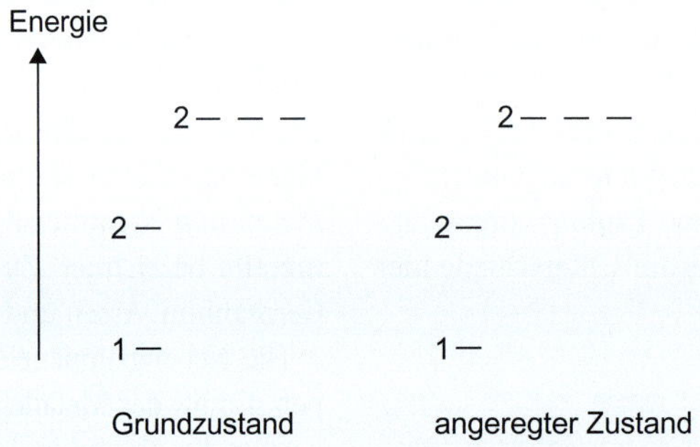

Anregungen zur weiteren Wiederholung

Zeichne ein Kohlenstoff-Atom im Bohr-Atommodell. Beschrifte dabei alle Bestandteile eines Atoms, ihre Ladung und kennzeichne deine Zeichnung mit Massenzahl und Ordnungszahl. Welche Bedeutung haben diese Zahlen bzw. wie sind Sie definiert?
Skizziere den Umriss eines Periodensystems (oder nimm eines zur Hand) und trage mit Pfeilen ein, wie sich die Atomradius, Elektronenaffinität und Elektronennegativität verhalten. In welche Richtung nehmen sie zu?

Überblick gewinnen

Nutze deine gesammelten Stichwörter für eine Mindmap oder eine gegliederte Stichwortliste.

KAPITEL

Biochemie, Chemie

2 Mineralstoffe und Spurenelemente

Der Begriff **Mineralstoff** beschreibt eine chemische Eigenschaft. Es wird keine Aussage über die im Körper vorkommende Menge des Stoffes getroffen. Die Bezeichnung **Mengenelemente** wäre als Abgrenzung zu den **Spurenelementen** eigentlich passender. Während Mengenelemente im Kilogramm-Bereich (z. B. Calcium 1,5 kg) vorliegen können, enthält der Körper Spurenelemente häufig nur in Milligramm-Mengen (z. B. Cobalt 1,1 mg). Häufig wird als Grenze für Spurenelemente eine Konzentration von 50 mg/kg Körpergewicht angegeben.

Jetzt bist du dran!

Überblick gewinnen

Notiere dir ca. 5 Stichwörter aus diesem Unterkapitel.

2.1 Biochemisch wichtige Elemente

Thomas Wenisch, Vorauflage: Oliver Adolph

Biochemie, Chemie

Der menschliche Körper besteht zu etwa 60 % aus Wasser, entsprechend häufig sind die Elemente **Sauerstoff** und **Wasserstoff.** Die übrige Körpersubstanz ist überwiegend organischer Natur. Grundbaustein organischer Verbindungen ist der **Kohlenstoff.**

Natrium und **Kalium** treten im Körper in Form ihrer Kationen auf und sind für die Potenzialbildung an der Zellmembran verantwortlich. **Magnesium** wird für Reaktionen mit der energiereichen Verbindung ATP (Adenosintriphosphat) benötigt, die u. a. **Phosphor** enthält. **Calcium-Ionen** sind wichtige sekundäre Botenstoffe innerhalb der Zelle.

Die häufigsten Hauptgruppenelemente und ihr Massenanteil im menschlichen Organismus sind in ➤ Tab. 2.1 angegeben.

Tab. 2.1 Massenanteile der wichtigsten Hauptgruppenelemente im menschlichen Körper

Element	Symbol	Anteil in %
Sauerstoff	O	65
Wasserstoff	H	18
Kohlenstoff	C	10
Stickstoff	N	3
Calcium	Ca	1,5
Phosphor	P	1,0
Schwefel	S	0,25
Kalium	K	0,20
Natrium	Na	0,15
Chlor	Cl	0,15
Magnesium	Mg	0,05
Andere		0,70

CHECK-UP

- Nenne 5 biologisch wichtige Elemente.
- Grenze die Begriffe Mineralstoffe und Spurenelemente voneinander ab.

2.2 Mineralstoffe

Thomas Wenisch, Vorauflage: Oliver Adolph

Biochemie, Chemie

Die wichtigsten Mineralstoffe (Mengenelemente) und ihre Funktion sind nachfolgend kurz zusammengefasst

Natrium Der Na^+-Haushalt ist eng mit dem **Wasserhaushalt** verknüpft und wird über das Renin-Angiotensin-Aldosteron-System (RAAS) reguliert. Außerdem ist Na^+ wichtig für die **Erregungsleitung.** Der tägliche Konsum liegt mit 5–20 g/d meist über dem Bedarf von etwa 3 g und spielt in der Pathophysiologie der **arteriellen Hypertonie** eine Rolle. Gesamtbestand: ~100 g, davon 95 % **extrazellulär.**

Kalium Der K^+-Haushalt ist mit dem **Säure-Basen-Haushalt** verknüpft. Als Faustregel gilt, dass sich K^+- und H^+-Ionenkonzentration gleichsinnig verhalten. Eine **Azidose** geht also meist mit einer **Hyperkaliämie** einher. K^+ ist das wichtigste Kation im **Intrazellulärraum** und für das Ruhemembranpotenzial verantwortlich. Hypo- wie Hyperkaliämien führen schnell zu **Herzrhythmusstörungen.**

Chlorid Cl^- ist das wesentliche Anion des **Extrazellulärraums.** Es spielt bei **Sekretionsprozessen** eine wichtige Rolle. Bei der zystischen Fibrose liegt eine Mutation im apikalen Cl^--Kanal CFTR vor, die zur Produktion sehr zäher Sekrete führt.

Calcium Zwischen Extra- und Intrazellulärraum besteht eine etwa **10^4-fache Differenz** (EZR >> IZR) in der Konzentration freier Ca^{2+}-Ionen. Dies ist wichtig für die **Aktivierung von Zellen** im Rahmen der Muskelkontraktion oder bei regulierten Sekretionsprozessen. Der weitaus größte Teil des Calciums im Körper findet sich jedoch in Verbindung mit Phosphat im **Hydroxylapatit** der Knochen. Ca^{2+} verhindert die Übererregbarkeit von Membranen. Durch die Komplexierung von Ca^{2+}-Ionen bei einer Hyperventilationstetanie kommt es daher zu Krämpfen. Auch für die **Blutgerinnung** ist Ca^{2+} wichtig. Tagesbedarf: ~1 g; Vorkommen: v. a. Milchprodukte.

Magnesium Der größte Anteil des Magnesiums (~60 %) befindet sich im Skelettsystem. Mg^{2+}-Ionen spielen bei vielen **Enzym-Katalysen** eine Rolle. **Kinasen** verwenden einen **Mg^{2+}-ATP-Komplex** als Substrat. Magnesium blockiert Calciumkanäle und wird deshalb zur Therapie von Muskelkrämpfen oder Herzrhythmusstörungen eingesetzt. Da **Mg^{2+}** und **Ca^{2+}** nach der Filtration in der Niere um die Rückresorption **konkurrieren,** führt eine Erhöhung des Serum-Magnesiumspiegels zu einer erhöhten Calciumausscheidung. Gesamtbestand: ~25 g, davon 95 % intrazellulär.

Phosphat Etwa 85 % des Phosphats finden sich im Hydroxylapatit des **Skelettsystems.** Es spielt eine Rolle als **Puffersystem** im Blutplasma. Organisches Phosphat kommt im Organismus ubiquitär in Nukleinsäuren, ATP, Kreatinphosphat oder Phospholipiden vor. Tagesbedarf: ~0,9 g.

Schwefel Schwefel wird in erster Linie mit den Aminosäuren **Cystein** und **Methionin** aufgenommen. Als aktives Sulfat in Form von **3'-Phosphoadenosyl-5'-phosphosulfat** (PAPS) spielt er eine Rolle in der Phase II der **Biotransformation** der Leber und wird für die Synthese von **Glykosaminoglykanen** wie Heparin oder Chondroitinsulfat benötigt.

CHECK-UP

- Welche Enzyme verwenden typischerweise Mg^{2+}-ATP als Substrat?
- Welche Auswirkung hat eine Hyperkaliämie auf den Säure-Basen-Haushalt?

Jetzt bist du dran!

Überblick gewinnen

Notiere dir ca. 5 Stichwörter aus diesem Unterkapitel.

2.3 Spurenelemente

Thomas Wenisch, Vorauflage: Oliver Adolph

Biochemie, Chemie

Der Massenanteil der **Spurenelemente** liegt unter 0,01 %. Viele Spurenelemente sind Nebengruppenelemente. Die meisten sind Metallionen. Oft sind Metallionen katalytische Zentren in Enzymen und Co-Enzymen.

Die Spurenelemente lassen sich nach der Notwendigkeit klassifizieren, mit der sie dem Körper zugeführt werden müssen:

- **Essenzielle** Spurenelemente: Cobalt, Eisen, Jod, Kupfer, Mangan, Molybdän, Selen, Vanadium, Zink und Zinn
- **Möglicherweise essenzielle** Spurenelemente: Aluminium, Arsen, Barium, Brom, Cadmium, Chrom, Fluor, Nickel, Silicium und Strontium
- **Nicht essenzielle** Spurenelemente: Blei, Quecksilber und Antimon

Darüber hinaus sind einige Elemente pharmakologisch von Bedeutung. **Lithium** wird zur Behandlung manisch-depressiver Erkrankungen eingesetzt. **Platin** ist Bestandteil des Chemotherapeutikums Cisplatin.

Andere Elemente, besonders viele **Schwermetalle,** zeigen eine toxische Wirkung. Die Toxizität von Blei, Cadmium, Quecksilber, Arsen, Thallium und Tellur ist bekannt.

➤ Tab. 2.2 zeigt einige ausgewählte Spurenelemente und Funktionen, an denen diese beteiligt sind. Zusätzlich zu den dort angegebenen Elementen ist **Fluor** zu nennen, das Bestandteil von Knochen und besonders des Zahnschmelzes ist.

Einige besonders wichtige Spurenelemente und ihr Stoffwechsel sollen im Folgenden noch eingehender betrachtet werden.

2.3.1 Eisen

Der **Gesamtbestand** an Eisen beträgt beim Erwachsenen etwa **3–5 g** (➤ Tab. 2.3). **1 ml Blut** enthält etwa **0,5 mg Eisen. Eisenverluste** entstehen fast nur durch **Blutungen** und **Abschilferung** von Darmepithelzellen. Kleine Mengen gehen auch über Schweiß, Urin und **Hautabschilferung** verloren. **Männer** verlieren täglich etwa **0,5 mg** Eisen, **menstruierende Frauen** bis zu **2 mg,** schwangere Frauen bis zu 4 mg.

Tab. 2.2 Spurenelemente und einige biologisch wichtige Funktionen, an denen sie beteiligt sind (angegeben ist die Gesamtmenge im Körper eines 70 kg schweren Erwachsenen)

Element	Symbol	Menge	Funktion
Eisen	Fe	3–5 g	O_2-Transport im Hämoglobin, wichtig bei Redoxvorgängen in der Zelle (Cytochrome)
Zink	Zn	1,4–2,3 g	Wachstum, Reifung, DNA- und RNA-Synthese, Hormonsystem (z. B. in der Speicherform des Insulins enthalten)
Kupfer	Cu	75–150 mg	Bestandteil vieler Oxidasen, beteiligt bei der Melaninsynthese
Mangan	Mn	12–20 mg	Bildung von Kollagen und Glykoaminoglykanen, Blutgerinnung (das Fehlen von Mg verlängert die Prothrombinzeit)
Selen	Se	12–14 mg	Als Selenocystein in Glutathionperoxidase
Jod	I	8–12 mg	Schilddrüsenhormone, Reifung des Nervensystems
Molybdän	Mo	5–9 mg	Atmungskette, Bestandteil der Flavoproteine, Xanthin-Oxidase
Cobalt	Co	1–1,5 mg	Bestandteil von Cobalamin (Vitamin B_{12})
Chrom	Cr	0,6–1,4 mg	Phosphogluco-Mutase, Insulinwirkung

Tab. 2.3 Eisenverteilung im Körper

Eisenhaltiges Molekül	Anteil am Gesamtbestand
Hämoglobin	**65 % (~⅔)**
Ferritin und Hämosiderin-Eisenspeicher	20 %
Nicht-Häm-nicht-Schwefel-Eisen-Enzyme	10 %
Myoglobin	4 %
Transferrin-Transport-Eisen	**0,2 %**
Häm-Enzyme (Cytochrome, Katalase, Peroxidase)	< 0,2 %
Eisen-Schwefel-Cluster	<0,2 %

Funktion

Da Eisen in den beiden Oxidationsstufen Fe^{2+} (reduziert) und Fe^{3+} (oxidiert) vorkommt, dient es im Organismus häufig als Elektronentransporter. Als Fe^{2+} kann es außerdem mit Sauerstoff reagieren und übernimmt Transport- und Speicherfunktionen. Eisen kann auf drei Arten an Proteine gebunden sein:

- **Häm-Eisen:** Komplexierung durch **Porphyrinring,** der je nach Häm-Protein weitere Liganden aufweist; Beispiele: **Cytochrom c, Cytochrom-P450-Enzyme**
- **Eisen-Schwefel-Cluster:** Fixierung an das Protein über Sulfidgruppen und über Cysteinylreste; Beispiele: Komplexe I–III der Atmungskette, Acconitase
- **Nicht-Häm-nicht-Schwefel-Eisen-Proteine:** Proteinbindung über Hydroxyl-, Tyrosinat- oder speziell hybridisierte Aspartat- und Histidin-Reste; Beispiele: Transferrin, Ferritin

Resorption und Transport

Nur **10 %** des Eisens aus der Nahrung werden resorbiert. Entsprechend müssen täglich etwa 10 mg Eisen aufgenommen werden, um den Bedarf von 1 mg zu decken. Bei Eisenmangel steigt der Anteil des resorbierten Eisens auf maximal 40 %. Die Resorption erfolgt in Form von Fe^{2+} zusammen mit H^+ über den **divalenten Metalltransporter** (DMT1). Da große Teile des Eisens aus der Nahrung als Fe^{3+} vorliegen, muss dieses durch das Enzym Ferrireduktase zu **besser löslichem Fe^{2+}** reduziert werden (➤ Abb. 2.1). Reduzierende Stoffe wie **Ascorbinsäure** (Vitamin C) und SH-Gruppen-haltige Aminosäuren wie Cystein fördern die Eisenaufnahme. **Oxalate, Phosphate** und Calcium hemmen sie hingegen. Häm-Eisen aus tierischem Fleisch wird zusätzlich über das **Häm-Carrier-Protein 1** (HCP1) aufgenommen, das **effektiver** arbeitet als der DMT1.

Intrazellulär bindet Fe^{2+} an den Eisentransporter **Mobilferrin.** Im Enterozyt gibt es nun zwei Möglichkeiten:

- **Speicherung:** Oxidation zu Fe^{3+} und Speicherung in **Ferritin** (bis zu 4500 Eisenionen je Molekül). Sind die Ferritin-Speicher gefüllt, wird Eisen auch in Hämosiderin abgelagert, aus dem es allerdings schlecht mobilisiert werden kann. Ein wichtiger Eisenspeicher ist auch das Ferritin in der Leber.
- **Basolateraler Export:** Export aus der Zelle durch **Ferroportin** und Bindung an das **Transportprotein Transferrin** im Blut. Ein Transferrin-Molekül kann zwei Fe^{3+}-Ionen transportieren. Da Transferrin nur Fe^{3+} aufnimmt, muss das Fe^{2+} beim Export durch das membranständige Protein Hephaestin oder durch im Blut befindliches Caeruloplasmin oxidiert werden.

KLINIK

Laborparameter Da das **Plasmaeisen** größeren tageszeitlichen Schwankungen unterliegt, ist seine alleinige Bestimmung für die Diagnostik von Störungen im Eisenstoffwechsel unzureichend. Der **Ferritinspiegel** zeigt den Zustand der Eisenspeicher an und ist ein guter Indikator für den Gesamteisenbestand. Der **Transferrinspiegel** ist **bei Eisenmangel erhöht.** Die **Transferrinsättigung** berechnet sich aus dem Plasmaeisen und dem Transferrinspiegel und gibt an, welcher Anteil des Transferrins auch tatsächlich mit Eisen beladen ist. Sie liegt bei Erwachsenen bei 16–45 %. Bei Eisenmangel ist der Wert **erniedrigt.**

Zelluläre Eisenaufnahme

Die Eisenaufnahme erfolgt über den **Transferrinrezeptor** (TfR), der nach der Bindung von Transferrin internalisiert wird. Durch Ansäuerung der Endosomen löst sich die Bindung zwischen Eisen und Transferrin. Das Eisen wird in das Zytoplasma aufgenommen, der Transferrinrezeptor und das gebundene Transferrin kehren zur Plasmamembran zurück, wo das Apo-Transferrin entlassen wird.

Regulation des Eisenstoffwechsels

Bei hohen Eisenspiegeln wird in der Leber **Hepcidin** gebildet. Dieses bindet an **Ferroportin,** das dann internalisiert und abgebaut wird. So wird vor allem aus Mukosazellen weniger Eisen in das Blut abgegeben und geht mit der Desquamation verloren.

Die zelluläre Regulation des Eisenstoffwechsels ist komplex. Als zellulärer Eisensensor fungiert das **Iron-responsive Protein** (IRP), das mit der zytosolischen Aconitase identisch ist. Bei niedrigen Eisenspiegeln wird das im Protein enthaltene Fe-S-Cluster abgegeben. Das IRP erlangt dadurch die Fähigkeit an **Iron Response Elements** (IREs) in der mRNA von Proteinen des Eisenstoffwechsels zu binden:

- IRE in der 5'-UTR verhindern die Translationsinitiation → Proteinsynthese ↓. Die Proteine **Ferritin, Ferroportin** und **δ-Aminolävulinat-Synthase** werden so reguliert. Alle drei werden bei Eisenmangel nicht benötigt, da kein Eisen für die Speicherung, den Export oder die Häm-Synthese zur Verfügung steht.
- IRE in der 3'-UTR erhöhen die mRNA-Stabilität → Proteinsynthese ↑. Die Expression des **Transferrin-Rezeptors** wird so reguliert.

KLINIK

Hämochromatose Die Hämochromatose ist eine genetische Erkrankung, bei der es zu einer **chronisch erhöhten Eisenaufnahme** kommt. Ursachen können Mutationen in den Genen für das HFE-Protein oder für Hepcidin sein. Letztere hat eine gesteigerte intestinale Resorption zur Folge. Das zu viel aufgenommene Eisen kumuliert (bis zu 25 g) und führt zu schweren Schäden an **Leber** (Zirrhose), **Pankreas** (Diabetes) und **Herz** (Kardiomyopathie). Die Behandlung erfolgt durch Aderlass, die Gabe von Chelatbildnern und diätetische Maßnahmen.

Eisenmangelanämie Bei der Eisenmangelanämie steht nicht genügend Eisen für die Hämoglobinsynthese zur Verfügung. Entsprechend sinkt der Hämoglobingehalt des Blutes (Labor: Hb-Wert ↓). Es entsteht eine **mikrozytäre, hypochrome Anämie.** Veränderungen im Blutbild: MCV ↓, MCH ↓ und MCHC → ↓.

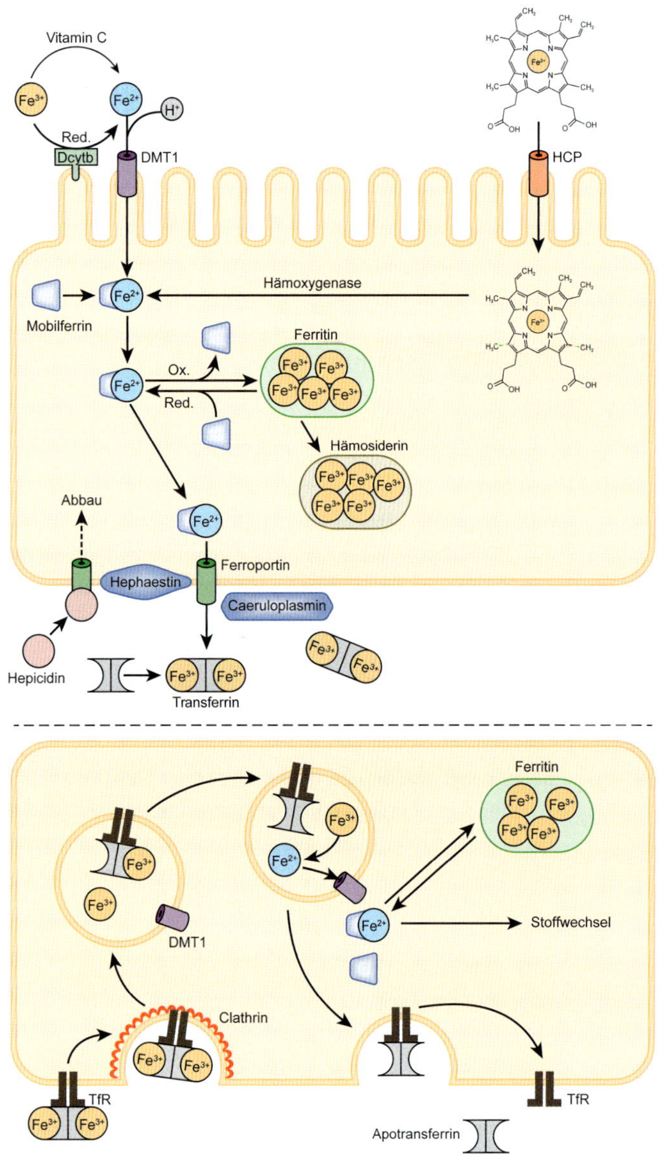

Abb. 2.1 Eisenaufnahme und -transport [L231]

2.3.2 Kupfer

Kupfer ist Co-Faktor vieler Enzyme, z. B. von **Oxidoreduktasen.** Der Mechanismus der apikalen Aufnahme von Kupfer in die Mukosazellen ist noch ungeklärt. Basal verlässt es die Mukosalzellen über den ATP-abhängigen Transporter **ATP7A.** Im Blut erfolgt der Cu^{2+}-Transport gebunden an **Transcuprein** oder Albumin. Durch einen Cu^{2+}-Transporter (Ctr1) wird Kupfer aus dem Blut in die Leber aufgenommen. In den Hepatozyten wird es entweder in den Golgi-Apparat transportiert und in kupferhaltige Enzyme wie das **Caeruloplasmin** (Ferrooxidase I) eingebaut oder bei Überschuss apikal in die Gallenkanälchen exportiert und so aktiv ausgeschieden. Beide Transportprozesse laufen über den ATP-abhängigen Kupfertransporter **ATP7B.** Caeruloplasmin- und somit proteingebundenes Kupfer stellt den größten Anteil des Kupfers im Plasma.

KLINIK

Morbus Wilson Der Morbus Wilson, auch hepatolentikuläre Degeneration genannt, ist eine autosomal-rezessiv vererbte Störung des Kupferstoffwechsels. Ursache ist eine Mutation im ATP7B-Gen, die eine massive **Kupferüberladung der Leber** mit nachfolgender Leberzirrhose zur Folge hat. Häufig entwickelt sich hieraus ein Leberzellkarzinom. Kupfer lagert sich auch in den Basalganglien (v. a. Linsenkerne → motorischen Störungen) und der Cornea (→ bräunlich-grüner Kayser-Fleischer-Cornealring) ab. Der **Plasma-Kupferspiegel** ist bei Morbus Wilson **erniedrigt.**

Menkes-Krankheit Der Menkes-Krankheit liegt eine Mutation des ATP7A-Gens und die daraus folgende Kupfer-Unterversorgung zugrunde.

2.3.3 Zink

Zink ist Co-Faktor in über 300 Enzymen, von denen die wichtigsten in ➤ Tab. 2.4 aufgeführt sind. In Form von **Zinkfinger-Motiven** ist es am Aufbau der **DNA-Bindungsdomäne** einiger Transkriptionsfaktoren beteiligt. Die Zinkatome werden durch Cystein oder Histidin-Reste komplexiert.

Insulin wird als Hexamer mit einem zentralen Zinkatom in den β-Zellen gespeichert.

Zinkmangel führt zu Wundheilungsstörungen. Das Hormon Thymulin, das die T-Zell-Differenzierung und -Aktivierung steuert, enthält Zink. Entsprechend schwächt Zinkmangel auch die Immunabwehr.

Tab. 2.4 Spurenelemente als Co-Faktoren

Spurenelement	Co-Enzym
Kupfer (Cu)	• **Cytochrom-c-Oxidase** • **Superoxid-Dismutase** (Cu und Zn) • **Lysyl-Oxidase** • Tyrosinase • Dopamin-β-Hydroxylase • Monoaminooxidase • Ferrooxidase I
Eisen (Fe)	• Peroxidase • Katalase (durch Cu hemmbar) • Cytochrome (Cytochrom c) • Monooxygenasen wie Cytochrom P_{450} Enzyme • Prolyl-Hydroxylase • NO-Synthase • Hydroxylasen
Zink (Zn)	• **Carboanhydrase** • Dehydrogenasen (Alkohol-, Lactat-, Malat-, Glutamat-) • Superoxid-Dismutase (Cu und Zn) • Matrix-Metalloproteinasen • Carboxypeptidase (Pankreas) • Alkalische Phosphatase
Mangan (Mn)	• Mn-Superoxid-Dismutase (mitochondrial) • Pyruvat-Carboxylase • PEP-Carboxykinase • Arginase • Glycosyltransferasen
Selen (Se)	• **Dejodasen** • **Gluthathion-Peroxidase** • Thioredoxin-Reduktase
Molybdän (Mo)	• Xanthinoxidase • Aldehyd-Oxidase

2.3.4 Jod

Jod ist Bestandteil der **Schilddrüsenhormone.** Weitere Funktionen von Jod sind nicht bekannt. Die tägliche Zufuhr sollte bei etwa 200 µg liegen. Dies kann in Deutschland meist nur durch die Verwendung von jodiertem Speisesalz erreicht werden.

2.3.5 Selen

Die in der Schilddrüse vorkommenden Enzyme **Glutathionperoxidase** und die **Thyroxin-Dejodasen** sind **selenocysteinhaltige Enzyme.** Selenmangel ist die Ursache der Keshan-Krankheit, die zu einer dilatativen Kardiomypathie führt.

CHECK-UP

- In welchen Oxidationszuständen wird Eisen gespeichert bzw. transportiert?
- Wie viel Eisen enthält 1 ml Blut?
- Beschreibe die Eisenaufnahme und -abgabe der Mukosazelle.
- Wie wird der Eisenstoffwechsel auf zellulärer Ebene reguliert?
- Welche Metallionen benötigt die Superoxid-Dismutase?

Jetzt bist du dran!

Überblick gewinnen

Notiere dir ca. 5 Stichwörter aus diesem Unterkapitel.

Jetzt bist du dran!

Zeichenaufgabe

Zeichne den Eisenkreislauf im menschlichen Körper von der Aufnahme im Darm, über den Stoffwechsel und die Ausscheidung und inkludiere sämtliche Abläufe auf zelluläre Ebene. Zeichne auch die beteiligten Transportsysteme und verschiedenen Formen des Eisens ein. Gerne kannst du auch den Eisenanteil am Gesamteisen im Körper prozentual zu dem jeweiligen Molekül schreiben.
Wieso kommt Eisen in zwei verschiedenen Oxidationsstufen im Körper vor?
Ergänze deine Zeichnung im nächsten Schritt, indem du die Regulationsmechanismen über die sog. Eisensensoren einzeichnest.
Durch welche (physiologischen als auch pathologischen) Prozesse entstehen Eisenverluste?

Anregungen zur weiteren Wiederholung

Erstelle eine Übersichtszeichnung der folgenden Mineralstoffe im menschlichen Körper: Natrium, Kalium, Chlorid, Calcium, Magnesium, Phosphat und Schwefel.
In welchen Organsystemen spielen sie eine wichtige Rolle? Beschrifte, wie viel Prozent der Mengenelemente sich intra- und wie viel sich extrazellulär befinden. Zur Ergänzung kannst du wichtige Krankheitsbilder, die die jeweiligen Mineralstoffe beeinflussen, zu dem jeweiligen Stoff dazuschreiben.

Überblick gewinnen

Nutze deine gesammelten Stichwörter für eine Mindmap oder eine gegliederte Stichwortliste.

KAPITEL

3 Wärmelehre

Physik

3.1 Temperatur

Thomas Wenisch

Physik

Wärme ist eine Form von Energie. Die **Temperatur** ist eine makroskopisch erfassbare Größe, die mit der mittleren kinetischen Energie der molekularen Bausteine eines Körpers verknüpft ist.

3.1.1 Temperaturskalen

Wichtige Temperaturskalen sind die Celsius- und die Kelvin-Skala.

Celsius-Skala

Die Fixpunkte der Celsius-Skala sind die Temperatur des schmelzenden Eises mit 0 °C und der Siedepunkt des Wassers bei 100 °C, jeweils gemessen bei normalem Atmosphärendruck von 1013 hPa.

Bei Temperaturangaben in Celsius wird das Grad-Zeichen (°) verwendet, gesprochen: Grad Celsius.

Kelvin-Skala

Den Nullpunkt der Kelvin-Skala bildet die tiefste physikalisch mögliche Temperatur, der absolute Nullpunkt bei –273 °C (gerundet; exakt: –273,15 °C). Dies ist ein universeller, von der Natur vorgegebener Fixpunkt. Der zweite Fixpunkt ist der Tripelpunkt des Wassers (0,01 °C)

Die Temperaturangabe in Kelvin (K) erfolgt ohne Grad-Zeichen; gesprochen: Kelvin.

Die in Kelvin angegebene Temperatur wird auch als **thermodynamische Temperatur** bezeichnet, sie ist eine **Basisgröße** im internationalen Einheitensystem. Ein Kelvin ist der 273,15te Teil der thermodynamischen Temperatur des Tripelpunktes von Wasser.

Umrechnung

Die Celsius- und die Kelvin-Skala sind in gleiche Intervalle geteilt und lediglich gegeneinander verschoben. Für die Umrechnung von Grad Celsius in Kelvin gilt $^{T}/_{K} = ^{T}/_{°C} + 273$ und umgekehrt $^{T}/_{°C} = ^{T}/_{K} - 273$

Bei Berechnungen müssen die Temperaturen in Kelvin eingesetzt werden.

Eine Ausnahme kann bei der Angabe von Temperaturdifferenzen gemacht werden, denn es ergeben sich für Differenzen auf der Celsius- und der Kelvin-Skala die gleichen Zahlenwerte. Beispiel:

$$\Delta T = 39\,°C - 37\,°C = 312\,K - 310\,K = 2\,K$$

CHECK-UP

Welche Temperaturskalen kennst du?

Jetzt bist du dran!

Überblick gewinnen

Notiere dir ca. 5 Stichwörter aus diesem Unterkapitel.

3.2 Temperaturabhängige Stoffeigenschaften

Thomas Wenisch

Physik

Zur Temperaturbestimmung sind prinzipiell solche Stoffeigenschaften geeignet, die sich abhängig von der Temperatur ändern.

Längenausdehnung

Ein fester Körper der Länge l_0 dehnt sich bei einer Temperaturerhöhung um ΔT aus um:

$$\Delta l = \alpha \cdot l_0 \cdot \Delta T$$

Anstelle des Zuwachses kann auch die neue Länge des Körpers angegeben werden:

$$l = l_0 + \Delta l = l_0 \cdot (1 + \alpha \cdot \Delta T)$$

α ist der Längenausdehnungskoeffizient oder lineare Ausdehnungskoeffizient. Seine Einheit ist K^{-1}.

Volumenausdehnung

Die Längenausdehnung erfolgt in alle drei Raumrichtungen. Deshalb vergrößert sich bei Temperaturerhöhung um ΔT das Volumen um ΔV:

$$\Delta V = \gamma \cdot V_0 \cdot \Delta T$$

γ ist der Volumenausdehnungskoeffizient. Seine Einheit ist ebenfalls K^{-1}.

Gasdruck

Der Druck eines idealen Gases ist proportional zur Temperatur. Theoretisch würde der Druck bei Abkühlung bis zum absoluten Nullpunkt auf 0 abfallen. In der Praxis kondensiert Gas aber schon vorher zu einer Flüssigkeit.

Elektrischer Widerstand

Der elektrische Widerstand eines Materials ändert sich mit der Temperatur. Bei den meisten Metallen **erhöht** sich der elektrische Widerstand mit zunehmender Temperatur.

Der Widerstand von Halbleitern, wie z. B. Germanium und Silizium, nimmt mit steigender Temperatur ab.

Kontaktspannung

An der Verbindungsstelle verschiedener Metalle entsteht eine elektrische Spannung. Diese Kontaktspannung ist temperaturabhängig.

CHECK-UP

Wie ändert sich der elektrische Widerstand von Metallen mit steigender Temperatur?

Jetzt bist du dran!

Überblick gewinnen

Notiere dir ca. 5 Stichwörter aus diesem Unterkapitel.

3.3 Wärme, Wärmekapazität

Thomas Wenisch

Physik

Wärmekapazität

Eine Temperaturänderung ΔT ist proportional zur Änderung der Wärmeenergie ΔT des Körpers.

$$\Delta Q = C \cdot \Delta T$$

C ist die **Wärmekapazität** des Körpers. Die für eine bestimmte Temperaturerhöhung erforderliche Wärmeenergie ist abhängig von der Menge des Materials und von spezifischen Materialeigenschaften. Diese Faktoren können separiert werden:

$$\Delta Q = c \cdot m \cdot \Delta T$$

Dabei ist c die **spezifische Wärmekapazität** oder kurz spezifische Wärme. Sie ist eine materialspezifische Größe. Ihre Einheit: $J\,kg^{-1}\,K^{-1}$.

Wärmemenge Q Historisch ist es üblich, Q als Formelzeichen für die Wärmemenge zu verwenden. Es könnten aber auch die Formelzeichen W oder E benutzt werden.

Bekannt ist die historische Einheit der Wärmemenge, die **Kalorie (cal):** 1 cal ist die Wärmemenge die notwendig ist, die Temperatur von 1 g Wasser um 1 °C zu erhöhen.

MERKE

$$1\,cal = 4{,}184\,J \approx 4{,}2\,J$$

Der Umrechnungsfaktor entspricht der spezifischen Wärmekapazität des Wassers, diese beträgt 4,184 $kJ\,kg^{-1}\,K^{-1}$ bzw. (gerundet) 4,2 $J\,g^{-1}\,K^{-1}$.

Kalorimetrie Bei der Kalorimetrie wird eine Wärmemenge bestimmt, indem die Temperaturerhöhung eines Körpers mit bekannter Wärmekapazität gemessen wird.

In der Chemie wird so die bei einer Reaktion freigesetzte Energie gemessen. Dort werden stoffspezifische Kenngrößen auf die Stoffmenge in **Mol** bezogen. Die Wärmekapazität heißt deshalb auch **molare Wärmekapazität** oder kurz **Molwärme;** Einheit: $J\,mol^{-1}\,K^{-1}$.

Spezifische Wärmekapazität

Die spezifische Wärme wird, abhängig von der Art der Erwärmung, unterschieden in:

- **C_p, spezifische Wärmekapazität bei konstantem Druck:** hier wird zusätzlich Arbeit gegen intermolekulare Bindungskräfte geleistet.
- **C_v, spezifische Wärmekapazität bei konstantem Volumen:** Die gesamte zugeführte Wärme dient allein der Erhöhung der kinetischen Energie der Moleküle.

Daher gilt stets: $c_p > c_v$.

Bei Festkörpern und Flüssigkeiten ist der Unterschied zwischen c_p und c_v vernachlässigbar gering. Bei Gasen muss diese Unterscheidung jedoch berücksichtigt werden.

Der Quotient

$$\gamma = \frac{c_P}{c_V}$$

ist der **Adiabatenexponent** eines Stoffs.
Für Luft gilt beispielsweise: $c_p/c_v = 1{,}4$.

CHECK-UP

Erkläre die Begriffe „spezifische Wärme" und „Molwärme".

Jetzt bist du dran!

Überblick gewinnen

Notiere dir ca. 5 Stichwörter aus diesem Unterkapitel.

3.4 Thermodynamische Systeme

Thomas Wenisch

Physik

Es werden drei Arten von thermodynamischen Systemen unterschieden:

- **Offene Systeme** können mit der Umwelt sowohl Materie als auch Energie austauschen.
- In einem **geschlossenen System** ist kein Stoffaustausch mit der Umgebung möglich. Es kann aber Wärmeenergie an die Umwelt abgegeben oder von dort aufgenommen werden.
- Ein **abgeschlossenes** oder **isoliertes System** kann weder Materie noch Energie mit seiner Umgebung austauschen. Es ist thermisch von seiner Umgebung isoliert.

Erster Hauptsatz der Wärmelehre

Der erste Hauptsatz der Thermodynamik macht eine Aussage über die Energieerhaltung. Er formuliert die Äquivalenz von Wärme und mechanischer Arbeit.

Die innere Energie U eines Systems kann durch die Zufuhr von Wärmeenergie Q oder die Verrichtung mechanischer Arbeit W erhöht werden:

$$dU = dQ + dW$$

Definitionsgemäß wird die dem System zugeführte Energie positiv, die vom System abgegebene Energie negativ gerechnet.

Ein Prozess, bei dem das System keine Wärmeenergie mit der Umgebung austauscht, ($dQ = 0$) heißt **adiabatisch.**

Bei einem abgeschlossenen System findet überhaupt kein Energieaustausch mit seiner Umgebung statt → aus der Energieerhaltung folgt: Die innere Energie eines abgeschlossenen Systems ist konstant.

Zweiter Hauptsatz der Wärmelehre

Der zweite Hauptsatz der Thermodynamik gibt die Richtung vor, in die ein Prozess in einem abgeschlossenen System ablaufen kann.

Die Umwandlung in Wärme ist irreversibel, d. h. nicht umkehrbar. Es existieren offensichtlich Energieformen „unterschiedlicher Wertigkeit". Energie, die in die „niedere Energieform" Wärme transformiert wurde, kann niemals vollständig zurückgewonnen werden. Zur mathematischen Beschreibung wird für diesen Vorgang die **Entropie** S eingeführt.

Bei thermodynamischen Prozessen ist die **Entropieänderung** von Interesse. Die Entropie wird deshalb differenziell wie folgt angegeben:

$$dS = \frac{dQ}{T}$$

Anschaulich lässt sich die Entropie als der Ordnungsgrad eines Systems verstehen.

- Bei einem **reversiblen Vorgang** ändert sich die Entropie nicht ($dS = 0$). Er ist stets im Gleichgewicht und verläuft „quasi statisch".
- **Irreversible Prozesse** können spontan ablaufen, die Entropie nimmt dabei stets zu ($dS > 0$).

CHECK-UP

Welche Austausche mit der Umgebung können jeweils in einem offenen, geschlossenen oder abgeschlossenen thermodynamischen System stattfinden?

Jetzt bist du dran!

Überblick gewinnen

Notiere dir ca. 5 Stichwörter aus diesem Unterkapitel.

3.5 Gaszustand

Thomas Wenisch

Physik

3.5.1 Kinetische Gastheorie

Die Geschwindigkeit der Moleküle eines Gases nimmt mit steigender Temperatur zu. Dennoch haben die einzelnen Moleküle zufällig auftretende, unterschiedliche Geschwindigkeiten. Ihre Geschwindigkeitsverteilung, d. h. die Häufigkeit, mit der bestimmte Geschwindigkeiten auftreten, wird durch die **Maxwell-Boltzmann-Verteilung** beschrieben.

Die mittlere kinetische Energie der Moleküle ist proportional zur Temperatur.

$$E = \frac{1}{2} \cdot m \cdot v_m^2 = \frac{1}{2} \cdot fk \cdot T$$

Boltzmann-Konstante: $k = 1{,}38 \cdot 10^{-23}\,J\,K^{-1}$.
f ist die Anzahl der Freiheitsgrade der Bewegung.

Die Translationsbewegung der Teilchen eines einatomigen Gases besitzt drei Freiheitsgrade, sie können sich in alle drei Raumrichtungen bewegen.
Die mittlere Energie eines Gasmoleküls ist daher

$$E = \frac{3}{2} \cdot k \cdot T$$

Für zweiatomige Moleküle, wie z. B. H_2, N_2 oder O_2, kommen noch zwei Freiheitsgrade der Rotation hinzu:

$$E = \frac{5}{2} \cdot k \cdot T$$

Multiplikation mit der Avogadro-Konstanten N_A ergibt die kinetische Energie in einem Mol eines Gases

$$E = \frac{1}{2} fk \cdot N_A \cdot T = \frac{1}{2} f \cdot R \cdot T$$

Die **universelle Gaskonstante** lautet $R = k \cdot N_A$ und beträgt $8{,}31\,J\,mol^{-1}\,K^{-1}$.

3.5.2 Ideale Gase

Ein Gas wird durch seine **Zustandsgrößen** Druck P, Volumen V und Temperatur T beschrieben.

MERKE
Für ideale Gase gilt die Zustandsgleichung

$$P \cdot V = n \cdot R \cdot T$$

Darin ist n die Stoffmenge in Mol.

Das System ist durch zwei dieser Zustandsgrößen hinreichend beschrieben. Die dritte nimmt den im idealen Gasgesetz berechenbaren Wert ein.

Spezielle Zustandsänderungen, in denen jeweils der Wert einer Größe konstant gehalten wird, zeigt ➤ Abb. 3.1.

Isotherme (T = const.)

Gesetz von Boyle und Mariotte: Bei konstanter Temperatur ist das Produkt aus Druck und Volumen eines Gases konstant.

$$P \cdot V = const.$$

Im PV-Diagramm sind die Isothermen Hyperbeln.

Isobare (P = const.)

Das Volumen eines Gases nimmt bei Erwärmung proportional zur Temperatur zu.

Die Zustandsgleichungen werden für beide Temperaturen aufgestellt:

$$\frac{P \cdot V_1}{P \cdot V_2} = \frac{n \cdot R \cdot T_1}{n \cdot R \cdot T_2}$$

Bei der Division kürzen sich P, n und R.

→ **1. Gesetz von Gay-Lussac:** $\frac{V_1}{V_2} = \frac{T_1}{T_2}$

Die Isobaren sind Geraden im VT-Diagramm.

Isochore (V = const.)

Temperaturerhöhung bei konstantem Volumen führt zu einer proportionalen Steigerung des Drucks.

→ **2. Gesetz von Gay-Lussac:** $\frac{P_1}{P_2} = \frac{T_1}{T_2}$

Die Isochoren sind Geraden im PT-Diagramm.

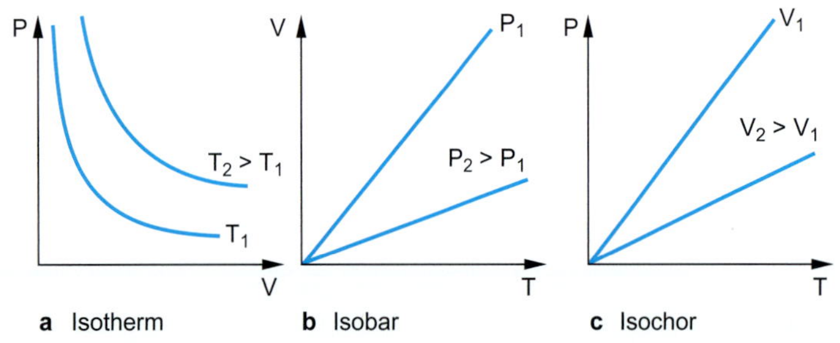

Abb. 3.1 Isotherme, Isobare und Isochore eines idealen Gases [L253]

3.5.3 Reale Gase

Das reale Gas wird durch die **Van-der-Waals-Gleichung** beschrieben:

$$\left(P+\frac{a\cdot n^2}{V^2}\right)\cdot(V-n\cdot b)=n\cdot R\cdot T$$

Die Wechselwirkungen zwischen den Gasteilchen und dem Raum, den die Moleküle selbst einnehmen, können bei realen Gasen nicht mehr vernachlässigt werden. a und b sind stoffspezifische Werte für das jeweilige Gas.

Grenzfälle Für großes Volumen bzw. geringe Dichte werden die Terme $\frac{a\cdot n^2}{V^2}$ und $n \cdot b$ immer kleiner und die Van-der-Waals-Gleichung geht in die Zustandsgleichung des idealen Gases über.

Komprimierte Luft und andere Atemgase verhalten sich bei Drücken bis zu 200 bar wie ideale Gase.

3.5.4 Gasgemische

Gesetz von Dalton: In einem Gasgemisch setzt sich der Gesamtdruck additiv aus den Partialdrücken der einzelnen Komponenten zusammen.

Das Verhältnis des Partialdrucks P_i einer Gaskomponente zum Gesamtdruck P ist gleich dem Stoffmengenanteil dieser Komponenten (➤ Tab. 3.1).

$$\frac{P_i}{P}=\frac{n_i}{n}$$

n_i ist Molzahl der Gaskomponente, n die Molzahl des gesamten Gemischs.

Inertgase Stickstoff und Edelgase werden als Inertgase (inert = träge) bezeichnet, da sie unter Normaldruck nicht an Stoffwechselreaktionen teilnehmen.

Tab. 3.1 Zusammensetzung der Luft und Partialdrücke (Angaben für trockene Luft, gerundet)

	Volumenanteil in %	Pi/bar
Stickstoff	78	0,78
Sauerstoff	21	0,21
Edelgase	1	0,01
CO_2	0,03	0,0003
Gesamt	100	1,00

3.5.5 Normbedingungen

Physikalische Normbedingungen

STPD:
- **S**tandard **T**emperature (0 °C)
- **P**ressure (normaler Luftdruck P = 1013,25 mbar)
- **D**ry (trockene Luft)

Ein Mol eines idealen Gases nimmt unter diesen Bedingungen das Volumen von 22,414 l ein.

Normbedingungen in der Atemphysiologie

BTPS:
- **B**ody **T**emperature (Körpertemperatur von 37 °C)
- **P**ressure (aktueller Luftdruck)
- **S**aturated (wasserdampfgesättigte Luft)

$$(P_{H_2O}=62{,}8\,mbar)$$

ATPS:
- **A**mbient **T**emperature (aktuell herrschende Raumtemperatur, z. B. T = 20 °C)
- **P**ressure (aktuell herrschender Luftdruck)
- **S**aturated (wasserdampfgesättigte Luft)

$$(P_{H_2O}=23{,}4\,mbar)$$

CHECK-UP
- Was unterscheidet ein ideales von einem realen Gas?
- Was besagt das Gesetz von Boyle und Mariotte?

Jetzt bist du dran!

Überblick gewinnen

Notiere dir ca. 5 Stichwörter aus diesem Unterkapitel.

3.6 Änderung des Aggregatzustands

Thomas Wenisch

Physik

3.6.1 Phasendiagramm

Die gebräuchlichen Bezeichnungen für die Änderung des Aggregatzustands sind in ➤ Tab. 3.2 aufgeführt.

Tab. 3.2 Aggregatzustände

Ausgangszustand	Endzustand	Vorgang
Fest	⇒ Flüssig	**Schmelzen**
Flüssig	⇒ Fest	**Erstarren, gefrieren**
Flüssig	⇒ Gasförmig	**Verdampfen**
Gasförmig	⇒ Flüssig	**Kondensieren**
Fest	⇒ Gasförmig	**Sublimieren**
Gasförmig	⇒ Fest	**Resublimieren** (auch: sublimieren, kondensieren)

Am **Tripelpunkt** stehen alle drei Phasen eines Stoffs miteinander im Gleichgewicht. Dort herrscht eine stabile Koexistenz von Festkörper (Eis), Flüssigkeit und Gas (Dampf). Für Wasser liegt der Tripelpunkt bei 273,16 K (0,01 °C) und 6,105 hPa.

Die Kurven des Phasendiagramms in ➤ Abb. 3.2 kennzeichnen das Gleichgewicht bei einem Phasenübergang:

- TC: die Dampfdruckkurve oder **Verdampfungskurve.** Dampf und Flüssigkeit sind im Gleichgewicht.
- AT: die **Sublimationskurve.** Bei niedrigen Drücken geht ein Stoff direkt von der festen in die Gasphase über.
- TB: die **Schmelzkurve.** Wasser zeigt eine Anomalie: anders als bei den meisten anderen Substanzen nimmt die Schmelztemperatur bei Druckerhöhung ab.

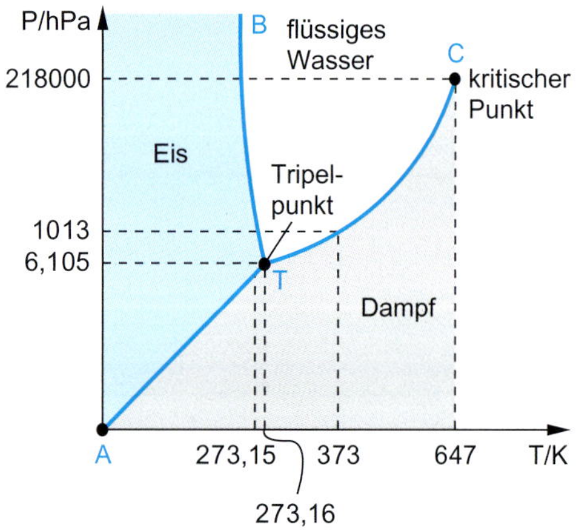

Abb. 3.2 Phasendiagramm des Wassers [L253]

3.6.2 Phasengleichgewicht

- Bei einer Umwandlung stehen zwei Phasen miteinander im Gleichgewicht.
- Über einer Flüssigkeit bildet sich eine Gasphase. Dabei verlassen ebenso viele Moleküle die Flüssigkeit wie Moleküle eintreten.
- Erreicht der Dampfdruck einer Flüssigkeit den äußeren Luftdruck, bilden sich auch im Inneren der Flüssigkeit Gasblasen. Die Flüssigkeit beginnt zu sieden.
- Jede Phasenumwandlung erfordert Energie. Man spricht von der **Umwandlungswärme** und je nach Vorgang von **Schmelzwärme, Verdampfungswärme** oder **Sublimationswärme.** Dabei muss Arbeit gegen Kohäsionskräfte verrichtet werden. Beim Kondensieren, Erstarren oder Resublimieren wird diese Bindungsenergie wieder frei.

Luftfeuchtigkeit

Luftfeuchtigkeit ist der von der Atmosphärenluft aufgenommene Wasserdampf.

- Luft kann Wasserdampf aufnehmen, bis der Partialdruck genauso hoch ist wie der Dampfdruck des Wassers. Dann ist die Luft gesättigt. Man spricht dann von der **maximalen Luftfeuchtigkeit** f_{max}.
- Sinkt nun die Temperatur, so kondensiert der Dampf. Bei Temperaturen unterhalb des Gefrierpunkts bilden sich Eiskristalle.
- Die Luftfeuchtigkeit kann als **absolute Luftfeuchtigkeit** f_{abs} angegeben werden, als Wasserdampfpartialdruck oder als Stoffmenge pro Volumeneinheit in g/m^3.
- Bei der **relativen Luftfeuchtigkeit** f_{rel} wird der Absolutwert in Relation zum Maximalwert bei der jeweiligen Temperatur gesetzt.

$$f_{rel} = \frac{f_{abs}}{f_{max}}$$

Die Angabe erfolgt meist in Prozent.

CHECK-UP

Was ist ein Phasendiagramm?

Jetzt bist du dran!

Überblick gewinnen

Notiere dir ca. 5 Stichwörter aus diesem Unterkapitel.

3.7 Wärmetransport

Thomas Wenisch

Physik

Wärme wird durch Wärmeleitung, Konvektion oder Strahlung übertragen.

3.7.1 Wärmeleitung

Die Energie wird innerhalb eines Festkörpers durch Stöße von einem Molekül zum nächsten übertragen. So findet ein Temperaturausgleich statt.

Metalle besitzen eine hohe Wärmeleitfähigkeit. Die Wärmeleitfähigkeit von Gasen ist dagegen gering.

3.7.2 Konvektion

Ein Wärmetransport durch Konvektion findet in Flüssigkeiten und Gasen statt. Erwärmte Flüssigkeit bzw. Gas steigt auf und wird durch nachströmendes kälteres ersetzt.

Die Konvektion ist stets mit der Bewegung eines Gases oder einer Flüssigkeit verbunden.

3.7.3 Strahlung

Jeder Körper gibt auch Wärmeenergie in Form elektromagnetischer Strahlung ab.

Ein idealisiertes Modell ist der sog. **schwarze Körper,** der sämtliche elektromagnetische Strahlung unabhängig von der Wellenlänge absorbiert. Seine Strahlungseigenschaften können theoretisch berechnet werden.

MERKE

Die **Strahlungsleistung** P, d. h. die Energie, die er pro Sekunde und Quadratmeter seiner Oberfläche abstrahlt, beschreibt das **Gesetz von Stefan Boltzmann.**

$$P = \sigma \cdot T^4$$

$\sigma = 5{,}67 \cdot 10^{-8}\ \mathrm{W\ m^{-2} \cdot K^{-4}}$ ist die Stefan-Boltzmann-Konstante.
Man beachte die Abhängigkeit zur **4. Potenz** der Temperatur.
Bei sehr hohen Temperaturen ist der Wärmetransport durch Strahlung der dominierende Effekt.

CHECK-UP

- Welche Wärmetransportphänomene kennst du?
- Um welchen Prozentsatz steigt die Strahlungsleistung eines schwarzen Körpers, wenn seine Temperatur um 3 % erhöht wird?

Jetzt bist du dran!

Überblick gewinnen

Notiere dir ca. 5 Stichwörter aus diesem Unterkapitel.

3.8 Stoffgemische

Thomas Wenisch

Physik

3.8.1 Gas – Flüssigkeit

Gesetz von Henry Dalton: Die Stoffmenge eines in einer Flüssigkeit gelösten Gases ist proportional zum Partialdruck des Gases über der Flüssigkeitsoberfläche.

$$n = c \cdot P$$

C ist eine von der Temperatur und Art des Gases abhängige Proportionalitätskonstante.

Mit steigender Temperatur nimmt die Menge des gelösten Gases ab.

3.8.2 Festkörper – Flüssigkeit

- Die Konzentration einer Lösung wird als Massenkonzentration in g/l oder als Stoffmengenkonzentration in mol/l angegeben.
- Die Stoffmengenkonzentration heißt auch **Molarität** der Lösung.
- Auch eine Konzentrationsangabe in Prozent ist verbreitet, dies ist die Masse des gelösten Stoffs in Gramm pro 100 g Lösungsmittel. Bei wässrigen Lösungen entsprechen 100 g des Lösungsmittels auch 100 ml.
- Durch Ionenbindungen gebildete Moleküle **dissoziieren** in wässriger Lösung. Die Moleküle zerfallen in negativ geladene Anionen und positive Kationen. Eine solche Dissoziation tritt bei allen Salzen auf.
- Die Ionen sind von Wassermolekülen umlagert. Bei einer Bewegung durch die Lösung nehmen die Ionen diese **Hydrathülle** mit.
- Weil die in der Flüssigkeit gelösten Teilchen eine zusätzliche Anziehungskraft auf die Moleküle der Flüssigkeit ausüben, ist der Dampfdruck der Lösung gegenüber dem reinen Lösungsmittel erniedrigt.
- Aus der Verschiebung der Dampfdruckkurve resultiert eine **Siedepunkterhöhung** und **Gefrierpunkterniedrigung.**

3.8.3 Transportphänomene

Konzentrationsunterschiede in einer Lösung tendieren immer dazu, sich auszugleichen.

Diffusion

- Gelöste Partikel verteilen sich durch thermische Bewegung in einer Lösung (➤ Abb. 3.3a).
- Dabei verteilt sich der gelöste Stoff entlang des Konzentrationsgefälles vom Ort hoher zum Ort niedriger Konzentration → das Konzentrationsgefälle nimmt mit der Zeit ab.
- Ist die Konzentration ausgeglichen, kommt der Diffusionsstrom zum Erliegen.
- Ein Stoff kann auch durch eine Membran hindurch diffundieren. Die Durchlässigkeit einer Membran für einen bestimmten Stoff wird als **Permeabilität** bezeichnet.

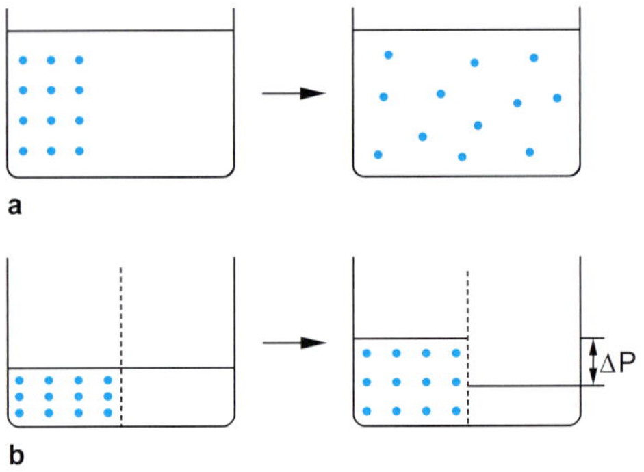

Abb. 3.3 Konzentrationsausgleich durch Diffusion **(a)** und Osmose **(b)** [L253]

Osmose

- Bei der Osmose sind zwei Kompartimente eines Systems durch eine semipermeable Membran getrennt (➤ Abb. 3.3b). Für die Moleküle des Lösungsmittels ist diese Membran durchlässig, nicht aber für die Teilchen des gelösten Stoffs.
- Ein Konzentrationsausgleich findet statt, indem das Lösungsmittel vom Bereich niedriger Konzentration durch die Membran in den Bereich höherer Konzentration diffundiert.
- Dort entsteht im Bereich der Lösung ein Überdruck ΔP, der einen weiteren Zustrom des Lösungsmittels verhindert.
- Es stellt sich der osmotische Druck P_{osm} ein. Dieser ist nach dem **Gesetz von Van't Hoff** $P_{osm} \cdot V = n_l \cdot R \cdot T$. Dabei ist V das Volumen der Lösung, n_l die Stoffmenge des gelösten Stoffs, R die Gaskonstante und T die Temperatur.

MERKE

Der **osmotische Druck** ist abhängig vom Konzentrationsunterschied der gelösten Teilchen, nicht aber von der Art des Lösungsmittels oder der gelösten Substanz. Stoffeigenschaften spielen nur insoweit eine Rolle, als dass das Dissoziationsverhalten berücksichtigt werden muss. So dissoziiert Kochsalz in wässriger Lösung in Na^+ und Cl^- und erzeugt daher den doppelten osmotischen Druck, als läge es in Form von NaCl vor.

CHECK-UP

- Wie hängen die Löslichkeit von Gasen und die von Feststoffen von der Temperatur ab?
- Beschreibe die Vorgänge Diffusion und Osmose.

Jetzt bist du dran!

Überblick gewinnen

Notiere dir ca. 5 Stichwörter aus diesem Unterkapitel.

Jetzt bist du dran!

Zeichenaufgaben

1. Zeichne schematisch die Ladung einer Zelle und die für das K^+-Gleichgewichtspotenzial entscheidenden Transportvorgänge. Wo liegen das Ruhemembranpotenzial eines Neurons und das einer Herzmuskelzelle?
2. Zeichne ein Diagramm mit den verschiedenen Phasen eines Aktionspotenzials. Zeichne das Schwellenpotenzial ein und beschrifte dies mit dem Schwellenwert in mV eines Neurons. Benenne die verschiedenen Phasen und notiere, welche Transportvorgänge in der jeweiligen Phase verantwortlich bzw. geöffnet sind. Erkläre die Begriffe der absoluten und relativen Refraktärperiode.

Anregungen zur weiteren Wiederholung

1. Zeichne einen Stromkreislauf mit Parallel- und Reihenschaltung und erkläre wie sich jeweils die Stromstärke (I), der Widerstand (R) und die Spannung (U) berechnen lassen.
2. Zeichne einen elektromagnetischen Schwingkreis und welche Komponenten der Parallelschaltung, welche Phase der periodischen Bewegung bewirken.

Überblick gewinnen

Nutze deine gesammelten Stichwörter für eine Mindmap oder eine gegliederte Stichwortliste.

Physik, Physiologie

4 Elektrizität und Magnetismus

4.1 Ladung, elektrisches Feld

Thomas Wenisch

Physik

4.1.1 Ladung

- Bei Elektronenüberschuss ist ein Körper negativ geladen, bei Elektronenmangel positiv.
- Einheit: **Coulomb (C).**
- Der kleinste mögliche Betrag einer elektrischen Ladung ist die Elementarladung $1{,}6 \cdot 10^{-19}$ C.
- Ladungen mit ungleichem Vorzeichen ziehen sich an, solche mit gleichem Vorzeichen stoßen sich ab.
- Das **Coulomb-Gesetz** gibt die elektrostatischen Kräfte zwischen zwei Ladungen Q_1 und Q_2 im Abstand r an:

$$F = \frac{1}{4 \cdot \pi \cdot \varepsilon_0} \cdot \frac{Q_1 \cdot Q_2}{r^2}$$

- Die elektrische Feldkonstante $\varepsilon_0 = 8{,}85 \cdot 10^{-12} \frac{\text{A} \cdot \text{s}}{\text{V} \cdot \text{m}}$ wird auch **Dielektrizitätskonstante** genannt.

4.1.2 Elektrisches Feld

- Jede Ladung erzeugt ein elektrisches Feld.
- Das elektrische Feld einer Punktladung Q im Abstand r hat die Feldstärke

$$E = \frac{1}{4 \cdot \pi \cdot \varepsilon_0} \cdot \frac{Q}{r^2}$$

- Der physikalische Begriff des Felds beschreibt die Eigenschaft des Raums, eine Kraft auszuüben. In einem elektrischen Feld wirkt auf eine Ladung q die Kraft

$$\vec{F} = q \cdot \vec{E}$$

- Einheit der elektrischen Feldstärke E: Newton pro Coulomb (N/C) oder Volt pro Meter (V/m), 1 N/C = 1 V/m.

Feldrichtung Die Richtung der Kraft, die im Feld auf eine positive Probeladung wirkt. Ist die Feldstärke an jeder Stelle des Felds gleich, spricht man von einem **homogenen Feld.** Ein solches homogenes Feld herrscht im Inneren eines Plattenkondensators.

Ein elektrisches Feld lässt sich anschaulich im **Feldlinienbild** darstellen (➤ Abb. 4.1).

CHECK-UP

Was ist ein elektrisches Feld?

Jetzt bist du dran!

Überblick gewinnen

Notiere dir ca. 5 Stichwörter aus diesem Unterkapitel.

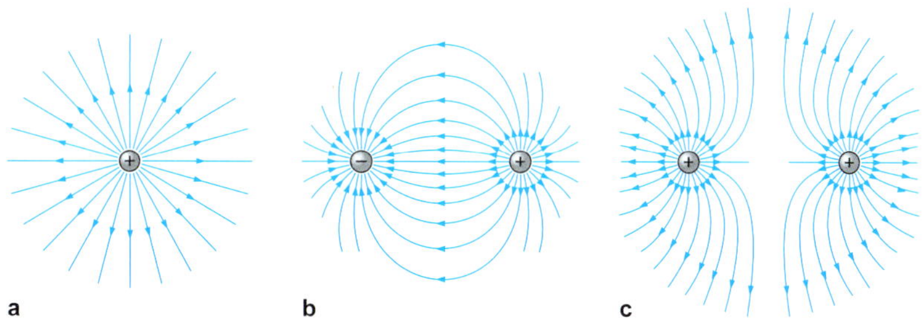

Abb. 4.1 Das elektrische Feld einer Punktladung **(a),** zwischen ungleichnamigen Ladungen **(b)** und gleichnamigen Ladungen **(c)** [L253]

4.2 Elektrisches Potenzial, elektrische Spannung

Thomas Wenisch

Physik

4.2.1 Elektrisches Potenzial

- Eine elektrische Ladung besitzt im elektrischen Feld eine potenzielle Energie.
- Wird als Bezugspunkt ein Punkt im Unendlichen gewählt, kann für jeden Punkt des Felds die Arbeit berechnet werden, die erforderlich ist, eine **Ladung q** aus dem Unendlichen dorthin zu bewegen. Dieser Betrag hängt noch von der Größe der Ladung q ab.
- Um davon unabhängig zu werden, wird das **elektrische Potenzial** ϕ als der Quotient aus der zuvor berechneten Arbeit W und der Ladung q definiert:

$$\varphi = \frac{W}{q} = \int_{\infty}^{r} E\,dr$$

- Damit kann jedem Punkt im elektrischen Feld ein Wert für das elektrische Potenzial zugeordnet werden.
- Einheit: **Volt (V),** es gilt 1 J/C = 1 V.
- Die Arbeit, um die Ladung q von einem Ort 1 zu einem Ort 2 zu verschieben, kann nun durch das Potenzial ausgedrückt werden

$$W = q \cdot \phi_2 - q \cdot \phi_1 = q \cdot (\phi_2 - \phi_1)$$

4.2.2 Elektrische Spannung

Die Potenzialdifferenz ϕ_2-ϕ_1 zwischen zwei Punkten wird als **elektrische Spannung U** bezeichnet. Damit wird die Arbeit im elektrischen Feld zu

$$W = q \cdot U$$

- Eine Spannung wird stets zwischen zwei Referenzpunkten bestimmt.
- Das Produkt aus Ladung und Spannung gibt den Unterschied der potenziellen Energie dieser Ladung zwischen beiden Punkten an.
- Werden im Feldlinienbild Punkte gleichen Potenzials miteinander verbunden, entstehen im dreidimensionalen Raum **Äquipotenzialflächen.**
- Die Äquipotenzialflächen stehen immer senkrecht auf den Feldlinien des elektrischen Felds. Für eine Verschiebung der Ladung auf den Äquipotenzialflächen ist keine Arbeit erforderlich, denn es muss kein Potenzialunterschied überwunden werden.

CHECK-UP
Erkläre die Begriffe elektrisches Potenzial und elektrische Spannung.

Jetzt bist du dran!

Überblick gewinnen

Notiere dir ca. 5 Stichwörter aus diesem Unterkapitel.

4.3 Materie im elektrischen Feld

Thomas Wenisch

Physik

4.3.1 Elektrischer Dipol

Zwei ungleichnamige Ladungen +q und −q, die sich im Abstand l voneinander befinden, bilden einen **Dipol.**

Der Vektor $\vec{l}$ zeigt von der negativen zur positiven Ladung. Das elektrische **Dipolmoment** $\vec{p}$ ist dann

$$\vec{p} = q \cdot \vec{l}$$

Ein Körper mit einer asymmetrischen Ladungsverteilung besitzt ein Dipolmoment.

Ein elektrisches Feld übt auf einen Dipol ein Drehmoment aus (➤ Abb. 4.2).

$$\vec{M} = \vec{p} \times \vec{E} = q \cdot \vec{l} \times \vec{E}$$

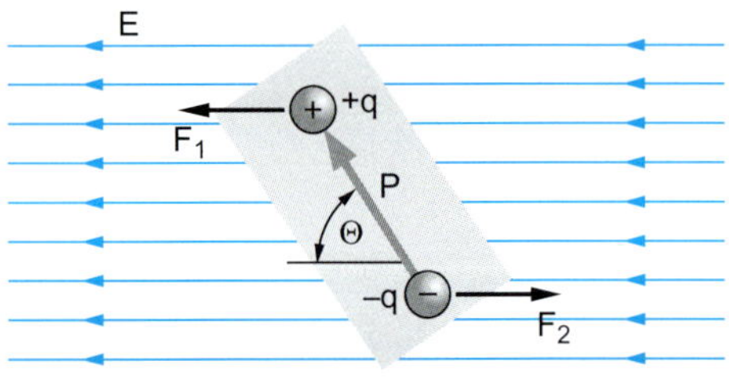

Abb. 4.2 Kräfte auf einen Dipol im elektrischen Feld [L253]

4.3.2 Polarisation

Die elektrischen Ladungen eines nicht leitenden Körpers sind nicht frei beweglich. Durch ein äußeres elektrisches Feld lassen sie sich aber dennoch um einen kleinen Betrag verschieben. Dieser Vorgang wird als **Polarisation** bezeichnet, genauer, als **Verschiebungspolarisation.** Im Inneren des Köpers entsteht ein elektrisches Feld, das dem äußeren Feld entgegengerichtet ist und dieses schwächt (➤ Abb. 4.3 li.).

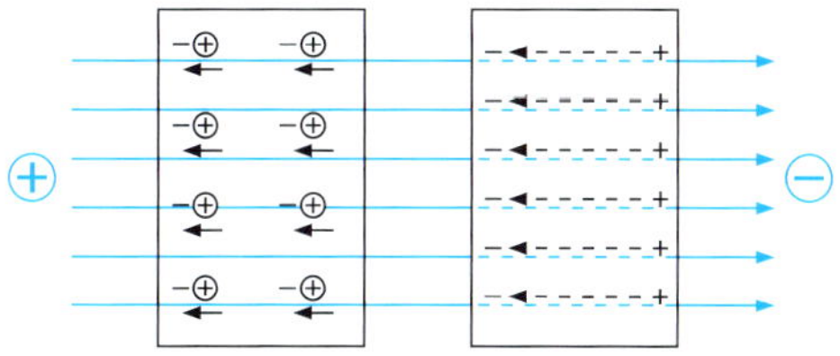

Abb. 4.3 Verschiebungspolarisation in einem Isolator (li.) und Influenz in einem elektrischen Leiter (re.). Die gestrichelt gezeichneten Felder heben sich gegenseitig auf. Das Innere des Leiters ist feldfrei. [L253]

Werden dagegen die permanenten Dipole eines polaren Stoffs im elektrischen Feld ausgerichtet, wird von **Orientierungspolarisation** gesprochen.

4.3.3 Influenz

In einem elektrisch leitenden Material trennt das äußere Feld die Ladungen. Dies wird **Influenz** genannt (➤ Abb. 4.3 re.).

- Die Influenzladungen ordnen sich an der Oberfläche des Leiters an.
- Zwischen den Influenzladungen bildet sich ein Feld gleicher Stärke, aber entgegengesetzter Richtung zum äußeren Feld. Weil sich diese Beiträge gegenseitig aufheben, ist das Innere des Leiters **feldfrei.**
- Eine äußere elektrische Ladung kann im Inneren eines leitenden Körpers kein elektrisches Feld erzeugen. Eine solche Abschirmung gegenüber elektrischen Feldern wird **Faraday-Käfig** genannt.

CHECK-UP

Wann tritt Polarisation, wann Influenz auf?

Jetzt bist du dran!

Überblick gewinnen

Notiere dir ca. 5 Stichwörter aus diesem Unterkapitel.

4.4 Elektrischer Strom

Thomas Wenisch

Physik

4.4.1 Elektrische Stromstärke

Die elektrische Stromstärke I steht für die pro Zeiteinheit transportierte Ladung.

$$I = \frac{dQ}{dt} = \dot{Q}$$

- Einheit: **Ampere (A),** 1 A = 1 C/s.
- Die Stromstärke ist im internationalen Einheitensystem als Basisgröße festgelegt.
- Die Ladungsträger des elektrischen Stroms in Festkörpern sind Elektronen.
- Wird der elektrische Strom durch eine senkrecht zur Bewegungsrichtung der Ladungsträger stehende Fläche A betrachtet, kann eine **Stromdichte j** definiert werden. Einheit der Stromdichte ist A/m^2.

$$j = \frac{I}{A} = \frac{dQ}{dt \cdot A}$$

4.4.2 Gleich- und Wechselstrom

Gleichstrom

- Bei Gleichstrom bewegen sich die Ladungsträger in eine Richtung.
- Die Gleichspannungsquelle, z. B. eine Batterie, erzeugt eine im zeitlichen Verlauf konstante Spannung.

Wechselstrom

- Wechselspannungsquellen erzeugen eine zeitlich veränderliche Spannung. Die Polarität der Spannung kehrt sich periodisch um. Damit ändert sich die Richtung des Stromflusses ebenfalls periodisch.
- Generatoren erzeugen sinusförmige Wechselspannungen.
- Die Frequenz der in Technik und Haushalt benutzten Wechselspannung beträgt 50 Hz.

4.4.3 Wirkungen des elektrischen Stroms

Thermische Wirkung

Ladungsträger verlieren bei der Bewegung durch einen Leiter kinetische Energie, die in Wärme umgewandelt wird. Die Erwärmung eines stromdurchflossenen Leiters wird auch als **Joule-Wärme** bezeichnet.

Im Vakuum verlieren Elektronen oder Ionen keine Energie durch Reibung. Wenn sie dann aber auf eine Elektrode aufprallen, wird ihre kinetische Energie zum größten Teil in Wärme umgewandelt.

Magnetische Wirkung

Jede bewegte elektrische Ladung erzeugt ein **magnetisches Feld.** Daher ist ein stromdurchflossener Leiter stets von einem Magnetfeld umgeben.

Chemische Wirkung

Lösungen von Salzen, Säuren und Basen leiten den elektrischen Strom. Hier sind die Ladungsträger **Ionen.** Stoffe die in einer Lösung Ionen bilden, heißen **Elektrolyte.**

Bei der **Elektrolyse** werden Stoffe durch elektrischen Strom in ihre Bestandteile aufgespalten.

4.4.4 Der elektrische Stromkreis

- In der Darstellung einer elektrischen Schaltung sind für die einzelnen Bauelemente Symbole festgelegt (➤ Abb. 4.4).
- Richtungspfeile zeigen in die **technische Stromrichtung,** die historisch von + → – festgelegt wurde.
- Die **Elektronenstromrichtung,** d. h. die tatsächliche Bewegung der Ladungsträger, verläuft dazu entgegengesetzt von – → +

CHECK-UP

- Wie verläuft die technische Stromrichtung, wie die Richtung des Elektronenstroms?
- Nenne drei Wirkungen des elektrischen Stroms.

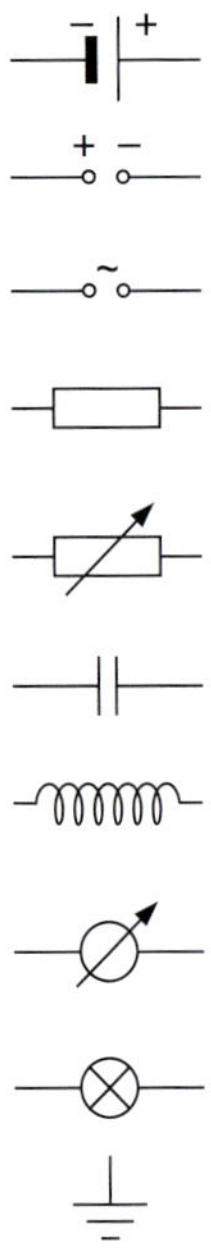

Abb. 4.4 Symbole für elektrische Bauelemente [L253]

Jetzt bist du dran!

Überblick gewinnen

Notiere dir ca. 5 Stichwörter aus diesem Unterkapitel.

4.5 Ohm-Gesetz, Ohm-Widerstand

Thomas Wenisch

Physik

4.5.1 Ohm-Gesetz

Nach dem Ohm-Gesetz ist der Widerstand R der Proportionalitätsfaktor zwischen dem Strom I und der Spannung U.

$$U = R \cdot I$$

Einheit: **Ohm (Ω),** 1 Ω = 1 V/A.

4.5.2 Ohm-Widerstand

Ein Ohm-Widerstand verhält sich im Gleich- und Wechselstromkreis identisch, seine Kennlinie ist eine Gerade.

Der Kehrwert des Widerstands ist der **Leitwert L.**

$$L = \frac{I}{U} = \frac{1}{R}$$

Einheit des Leitwerts: **Siemens (S),** 1 S = 1 Ω^{-1}.

Der Widerstand eines elektrischen Leiters lässt sich aus seinen Abmessungen berechnen.

$$R = \sigma \cdot \frac{l}{A}$$

l ist die Länge und A der Querschnitt des Leiters. Im Fall eines zylindrischen Leiters (z. B. einem Draht) ist dies die Kreisfläche $A = \pi \cdot r^2$.

4.5.3 Spezifischer Widerstand

- Der **spezifische Widerstand** σ (gelegentlich auch „Resistivität“) ist eine Materialkonstante.
- Einheit: Ω · m.

- Der spezifische Widerstand von Metallen ist sehr gering. Er ist temperaturabhängig. Bei den meisten Metallen nimmt der spezifische Widerstand mit steigender Temperatur zu.

CHECK-UP
Wie lautet das Ohm-Gesetz?

Jetzt bist du dran!

Überblick gewinnen

Notiere dir ca. 5 Stichwörter aus diesem Unterkapitel.

4.6 Elektrische Leistung

Thomas Wenisch

Physik

Die elektrische Leistung ist das Produkt aus Strom und Spannung:

$$P = U \cdot I$$

Einheit: **Watt (W),** 1 W = 1 VA.

An einem Ohm-Widerstand wird die Leistung des elektrischen Stroms in Wärme umgesetzt.
Das Einsetzen des Ohm-Gesetzes ergibt:

$$P = R \cdot I^2$$

oder

$$P = \frac{1}{R} \cdot U^2$$

Das Produkt aus Leistung und Zeit ergibt die vom Strom verrichtete Arbeit. Daraus resultiert die Einheit: Wattsekunde (1 Ws = 1 J), oder als Vielfaches davon die **Kilowattstunde** (kWh), 1 kWh =1000 W · 3600 s = 3.600.000 J.

MERKE
Bei konstanter Spannung ist die Leistung proportional zum Quadrat der Stromstärke.

CHECK-UP
- Wie ist die elektrische Leistung definiert?
- Die an einem Ohm-Widerstand anliegende Spannung wird verdoppelt. Wie ändert sich die umgesetzte Leistung?

Jetzt bist du dran!

Überblick gewinnen

Notiere dir ca. 5 Stichwörter aus diesem Unterkapitel.

4.7 Messung von Strom, Spannung und Widerstand

Thomas Wenisch

Physik

4.7.1 Strom- und Spannungsmessung

Eine Spannung wird immer zwischen zwei Punkten gemessen (➤ Abb. 4.5).

- Strommessgerät: **Amperemeter** werden mit dem Verbraucher in Reihe geschaltet.
- Spannungsmessgerät: **Voltmeter** werden parallel geschaltet.

Jedes Messgerät hat selbst einen Innenwiderstand, der die Schaltung beeinflusst und das Messergebnis verfälscht. Diese systematischen Fehler können berechnet werden.

Damit die auftretenden Messfehler in der Praxis vernachlässigbar gering werden, muss der Innenwiderstand eines Amperemeters sehr klein sein. Dagegen soll ein Voltmeter einen möglichst hohen Innenwiderstand besitzen.

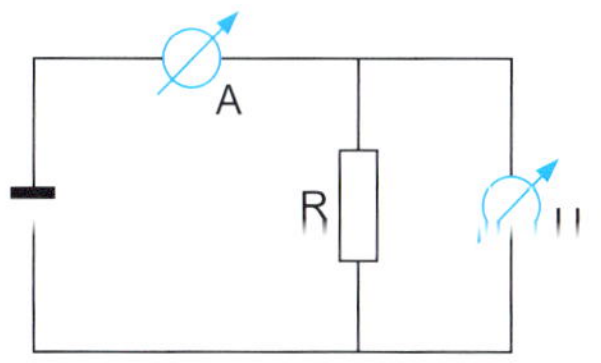

Abb. 4.5 Messung von Strom und Spannung [L253]

4.7.2 Schaltungen von Widerständen

Widerstände können zueinander parallel oder in Reihe hintereinander geschaltet werden.

Reihenschaltung

Bei der Reihen- oder Serienschaltung addieren sich die **Einzelwiderstände** (➤ Abb. 4.6a). Amperemeter werden in Reihe geschaltet.

$$R_{Ges} = R_1 + R_2$$

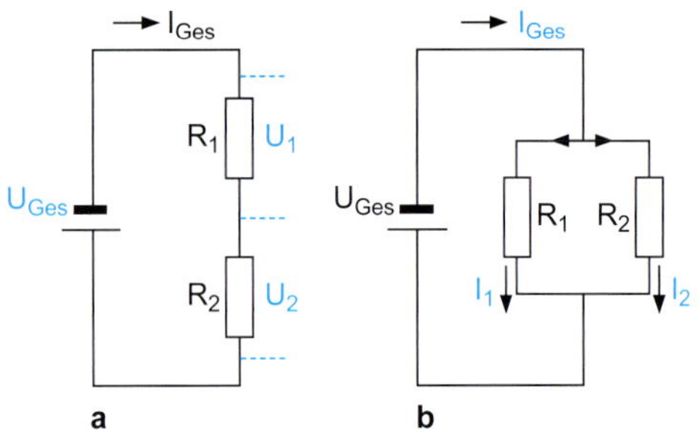

Abb. 4.6 Reihenschaltung **(a)** und Parallelschaltung **(b)** von Widerständen [L253]

Parallelschaltung

Bei der Parallelschaltung addieren sich die Kehrwerte der Widerstände, d. h. die **Leitwerte** (➤ Abb. 4.6b). Voltmeter werden parallel zum zu messenden Bauteil geschaltet.

$$\frac{1}{R_{Ges}} = \frac{1}{R_1} + \frac{1}{R_2}$$

MERKE

- Reihenschaltung: R_{Ges} ist größer als der größte Einzelwiderstand.
- Parallelschaltung: R_{Ges} ist kleiner als der kleinste der Einzelwiderstände.

Genau wie in einem Netzwerk aus Röhren oder Kapillaren gelten in einem verzweigten Stromkreis die **Kirchhoff-Gesetze:**

1. Knotenregel: Die Summe der in eine Verzweigung ein- und ausfließenden Ströme ist gleich Null.

$$\sum_i I_i = 0$$

2. Maschenregel: In einem geschlossen Umlauf addieren sich die Teilspannungen zu Null.

$$\sum_i U_i = 0$$

Ist in einer Masche eine Spannungsquelle enthalten, so wird ihre Spannung negativ gezählt.

4.7.3 Wheatstone-Brücke

Die Wheatstone-Brückenschaltung (➤ Abb. 4.7) wird zu einer sehr präzisen Widerstandsmessung benutzt. Ein unbekannter Widerstand R_X wird mit einem bekannten Bezugswiderstand R_B in Reihe geschaltet. Parallel dazu liegt ein Widerstandsdraht, der durch einen verschiebbaren Mittelabgriff als Spannungsteiler fungiert.

Die Brücke ist abgeglichen, wenn das Messgerät keinen Stromfluss mehr anzeigt. Die Längen a und b werden gemessen, dann kann der unbekannte Widerstand R_X errechnet werden, denn es gilt:

$$\frac{a}{b} = \frac{R_x}{R_B}$$

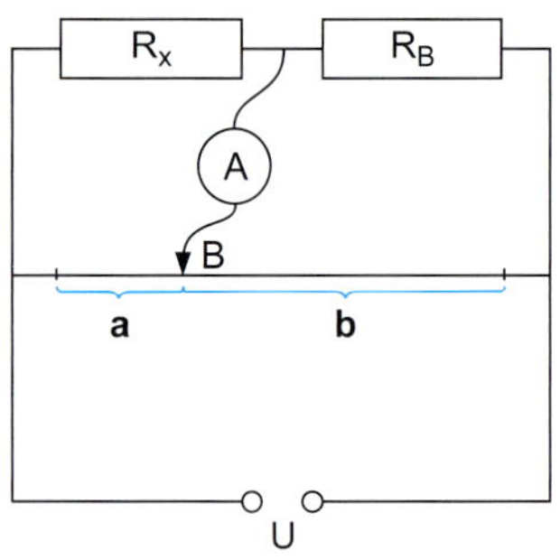

Abb. 4.7 Wheatstone-Brückenschaltung [L253]

4.7.4 Spannungsquellen

Ideale Spannungsquelle

Eine ideale Spannungsquelle hält, unabhängig von der Höhe des abgegebenen Stroms, eine unveränderte Spannung aufrecht. In der Praxis sinkt jedoch bei Entnahme eines hohen Stroms die Spannung. Es werden mehr Elektronen entnommen, als in der gleichen Zeit nachgeliefert werden können.

Reale Spannungsquelle

Ihr Innenwiderstand R_i ist mit einer idealen Spannungsquelle, die die Leerlaufspannung U_0 liefert, in Reihe geschaltet. Bei Stromfluss fällt am Innenwiderstand die Spannung $U_i = R_i \cdot I$ ab und die an den Anschlüssen abgreifbare Klemmenspannung sinkt auf:

$$U = U_0 - R_i \cdot I$$

MERKE

Eine Spannungsquelle mit kleinem Innenwiderstand (niederohmige Spannungsquelle) kann hohe Ströme liefern, ohne dass die Klemmenspannung nennenswert absinkt.
Eine hochohmige Spannungsquelle dagegen ist nur für kleine Ströme geeignet.

CHECK-UP

Nenne die Formeln für Reihen- und Parallelschaltung von Widerständen.

Jetzt bist du dran!

Überblick gewinnen

Notiere dir ca. 5 Stichwörter aus diesem Unterkapitel.

4.8 Elektrische Kapazität

Thomas Wenisch

Physik

4.8.1 Der Kondensator

Ein Kondensator speichert elektrische Ladungen. Beim Plattenkondensator stehen sich zwei Metallplatten der Fläche A im Abstand d gegenüber.

In einem **Plattenkondensator** bildet sich ein homogenes elektrisches Feld der Stärke

$$E = \frac{U}{d}$$

Der Kondensator trägt die Ladung

$$Q = C \cdot U$$

C ist die Kapazität des Kondensators und U die angelegte Spannung.
Einheit der Kapazität: **Farad (F),** 1 F = 1 C/V.
Das elektrische Feld des Kondensators speichert die Energie:

$$W = \frac{1}{2} \cdot C \cdot U^2$$

MERKE
Die Kapazität eines Plattenkondensators ist abhängig von
- der Plattenfläche,
- dem Plattenabstand,
- dem Material zwischen den Kondensatorplatten.

$$C = \varepsilon_0 \cdot \varepsilon_r \cdot \frac{A}{d}$$

- Das nicht leitende Medium zwischen den Kondensatorplatten wird als **Dielektrikum** bezeichnet.
- Die Materialkonstante dieses Mediums ist die **relative Dielektrizitätskonstante.** Sie ist eine dimensionslose Zahl ε_r. Für das Vakuum, und praktisch auch für Luft, ist $\varepsilon_r = 1$.
- Das Produkt $\varepsilon - \varepsilon_0 \cdot \varepsilon_r$ wird auch als **Permittivität** oder **Permittivitätszahl** eines Materials bezeichnet.

4.8.2 Schaltungen von Kondensatoren

Parallelschaltung

Bei der Parallelschaltung zweier Kondensatoren ist die Gesamtkapazität die Summe der Einzelkapazitäten.

$$C_{Ges} = C_1 + C_2$$

Reihenschaltung

In der Reihenschaltung ist die Gesamtkapazität kleiner als die kleinste der Einzelkapazitäten.

$$\frac{1}{C_{Ges}} = \frac{1}{C_1} + \frac{1}{C_2}$$

MERKE
Die Formeln für die Schaltung von Kondensatoren sind strukturell aufgebaut wie die Regeln für Widerstände und sind daher leicht zu merken. Gegenüber den Widerständen sind für Kondensatoren lediglich die **Gesetze für Parallel- und Reihenschaltung „vertauscht".**

4.8.3 Auf- und Entladevorgänge

Der Lade- bzw. Entladevorgang eines Kondensators wird durch eine Exponentialfunktion beschrieben (➤ Abb. 4.8).

RC-Glied Eine Reihenschaltung aus Kondensator und Ohm-Widerstand wird als RC-Glied bezeichnet. $\tau = R \cdot C$ ist die **Zeitkonstante** des RC-Glieds.

Hat ein Kondensator die Spannung U_0 und wird dann einen Widerstand R entladen, ist der Spannungsverlauf:

$$U_{(t)} = U_0 \cdot e^{-\frac{t}{\tau}}$$

Nach der Zeit t = τ ist die Spannung auf 1/e = 0,37 des Anfangswerts gefallen.

Für den Aufladevorgang gilt:

$$U_{(t)} = U_0 \cdot \left(1 \quad e^{-\frac{t}{\tau}}\right)$$

Nach t = τ sind 63 % des Endwerts erreicht.

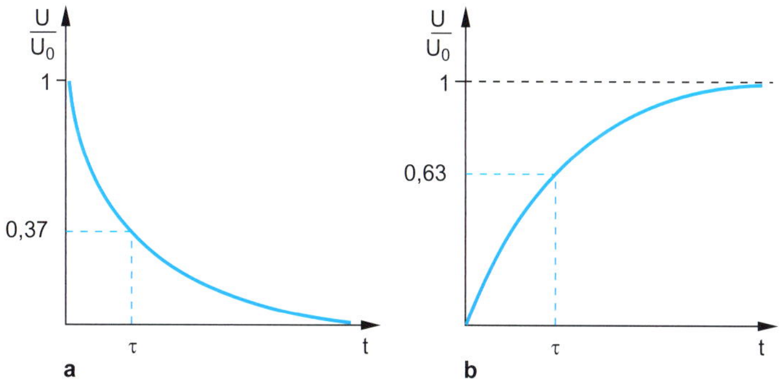

Abb. 4.8 Kondensatorspannung beim Entladen **(a)** und Laden **(b)** [L253]

MERKE
Nachdem ein Kondensator vollständig aufgeladen wurde, stellt er für Gleichstrom einen unendlich großen Widerstand dar.
Im Wechselstromkreis wird ein Kondensator periodisch umgeladen.

CHECK-UP
- Nenne die Formeln für Reihen- und Parallelschaltung von Kondensatoren.
- Wovon hängt die Kapazität eines Kondensators ab?
- Mit welcher Zeitkonstante lädt/entlädt sich ein Kondensator?

Jetzt bist du dran!

Überblick gewinnen

Notiere dir ca. 5 Stichwörter aus diesem Unterkapitel.

4.9 Elektrizitätsleitung

Thomas Wenisch

Physik

4.9.1 Leitung in Festkörpern

- Die **Elektronen** sind Ladungsträger des elektrischen Stroms.
- In guten **Leitern** nimmt die Leitfähigkeit mit steigender Temperatur ab.
- In **Halbleitern** sind nur wenige freie Ladungsträger vorhanden. Die Leitfähigkeit nimmt bei Temperaturerhöhung zu.
- **Isolatoren** besitzen keine frei beweglichen Ladungsträger.

4.9.2 Leitung in Flüssigkeiten

- Ladungsträger liegen in Form von Ionen vor.
- Ionenverbindungen dissoziieren in wässriger Lösung.

Eine Lösung, die Ionen als Ladungsträger enthält, wird **Elektrolyt** genannt. Elektrolyte leiten den elektrischen Strom.

MERKE
Folgende Bezeichnungen sind wichtig:
- **Anode:** positive Elektrode
- **Kathode:** negative Elektrode
- **Anion:** negativ geladenes Ion, wandert zur Anode
- **Kation:** positiv geladenes Ion, wandert zur Kathode.

Elektrolyse

Durch elektrische Energie kann eine Ionenverbindung in ihre Bestandteile zerlegt werden. Dies wird als **Elektrolyse** bezeichnet.

Die **Faraday-Gesetze** geben den Zusammenhang zwischen der bei der Elektrolyse an den Elektroden abgeschiedenen Stoffmenge und der transportierten Ladung an.

1. Faraday-Gesetz Die Masse des an einer Elektrode abgeschiedenen Stoffs ist proportional zu der durch den Elektrolyten geflossenen Ladung.

$$m = c \cdot Q$$

c ist das **elektrochemische Äquivalent** des betreffenden Stoffs und gibt an, welche Masse durch eine Ladung von 1 Coulomb abgeschieden wird.

2. Faraday-Gesetz Die zur elektrolytischen Abscheidung von 1 mol Teilchen erforderliche Ladung ist

$$Q = z \cdot F$$

z gibt die Wertigkeit der Ionen an, d. h. die Zahl der Elementarladungen, die sie tragen.

Faraday-Konstante F Die benötigte Ladungsmenge, um 1 Mol einer einwertigen Substanz auszuscheiden: F = 96.485 C/mol. Die Faraday-Konstante ist das Produkt aus Elementarladung und Avogadro-Konstante.

4.9.3 Leitung in Gasen

Normalerweise sind Gase Nichtleiter, denn ihre Atome bzw. Moleküle sind elektrisch neutral. Bei hohen Temperaturen oder durch hochenergetische Strahlung können jedoch Elektronen herausgelöst werden. Diese Elektronen und die zurückbleibenden positiven Ionen stehen dann als Ladungsträger für den elektrischen Strom zur Verfügung.

4.9.4 Leitung im Vakuum

In einem Vakuum stehen zunächst keine Ladungsträger zur Verfügung. Sie können aber durch Elektronen- oder Ionenquellen erzeugt werden:
- **Glühelektrischer Effekt:** Elektronen treten aus einem Metall aus, wenn es erhitzt wird.
- **Fotoeffekt:** Durch energiereiche elektromagnetische Strahlung werden Elektronen aus einem Metall herausgelöst.

CHECK-UP
- Welche Ladungsträger bilden den elektrischen Strom in Festkörpern, welche in Flüssigkeiten und Gasen?
- Welche Ladung trägt ein Anion, welche ein Kation?

Jetzt bist du dran!

Überblick gewinnen

Notiere dir ca. 5 Stichwörter aus diesem Unterkapitel.

4.10 Elektrische Spannungen an Grenzflächen, Diffusionsspannungen

Thomas Wenisch

Physik

4.10.1 Kontaktspannung, Thermospannung

An der Kontaktstelle unterschiedlicher Metalle treten Elektronen aus dem Material mit der kleineren in das Material mit der größeren Austrittsarbeit über. Es entsteht eine Potenzialdifferenz, die **Kontaktspannung.**

Eine Leiterschleife aus unterschiedlichen Materialien bildet ein Thermoelement. Die Spannung an beiden Kontaktstellen hat entgegengesetzte Polarität. Die Summe der Kontaktspannungen ist deshalb gleich null.

Wird eine der Kontaktstellen erwärmt, sind die Beträge der Kontaktspannungen nicht mehr gleich. Es entsteht die **Thermospannung** ΔU, die zur Temperaturdifferenz ΔT proportional ist.

$$\Delta U = \alpha \cdot \Delta T$$

Der Proportionalitätsfaktor α ist für die jeweilige Materialkombination spezifisch.

4.10.2 Galvanische Spannung

Taucht eine Metallelektrode in einen Elektrolyten ein, entsteht zwischen dem Elektrolyten und der Elektrode eine Potenzialdifferenz, die **galvanische Spannung.**

Die elektrochemischen Potenziale verschiedener Materialien werden gegen eine festgelegte Normelektrode gemessen. Dies ist eine mit Wasserstoffgas umspülte Platinelektrode.

Entsprechend den so gemessenen **Normalspannungen** werden Stoffe in einer Spannungsreihe angeordnet.

Zwei Elektroden in einem Elektrolyten bilden ein **galvanisches Element.** Die Spannung des galvanischen Elements ist die Differenz der Normalspannungen beider Elektrodenmaterialien.

4.10.3 Membranspannung

Sind zwei Elektrolyte durch eine ionenselektive Membran getrennt, entsteht eine Spannung.

Diese Membranspannung wird mit der **Nernst-Gleichung** beschrieben:

$$U = \frac{k\ T}{z \cdot e} \cdot \ln \frac{c_1}{c_2}$$

c_1 und c_2 sind die Konzentrationen der Elektrolyte und z die Wertigkeit der Ionen.

Die Nernst-Gleichung lässt sich auch schreiben als:

$$U = \frac{1}{z} \cdot 0{,}059\ V \cdot \log_{10} \frac{c_1}{c_2}$$

MERKE

Die Membranspannung ist proportional zum Logarithmus des Verhältnisses der Elektolytkonzentrationen.

CHECK-UP

Um welchen Faktor muss sich das Verhältnis der Elekrolytkonzentrationen ändern, damit sich die Membranspannung verdoppelt?

Jetzt bist du dran!

Überblick gewinnen

Notiere dir ca. 5 Stichwörter aus diesem Unterkapitel.

4.11 Magnetische Größen

Thomas Wenisch

Physik

4.11.1 Magnetische Felder

Die Erscheinungen Elektrizität und Magnetismus zeigen Ähnlichkeiten, aber auch wesentliche Unterschiede auf.

Gemeinsamkeiten:

- Es existieren zwei Arten magnetischer Pole: Nord- und Südpol.
- Zwischen gleichnamigen Polen wirkt eine abstoßende Kraft; ungleichnamige Pole ziehen sich an.
- Das magnetische Feld lässt sich in einem Feldlinienbild darstellen.
- Die Richtung der magnetischen Feldlinien ist außerhalb des felderzeugenden Magneten definiert als vom Nord- zum Südpol verlaufend (E-Feld: vom pos. zum neg. Pol).

Unterschiede:

- Magnete sind stets Dipole, es lassen sich keine einzelnen magnetischen Pole isolieren.
- Die Feldlinien des magnetischen Felds sind ringförmig geschlossen. Auch innerhalb des Magneten besteht ein magnetisches Feld.

Flussdichte Die **magnetische Flussdichte B** (auch: magnetische Induktion) ist am ehesten als zur Stärke des elektrischen Felds E analoge Größe anzusehen.
Einheit: **Tesla (T).**

$$1\,T = 1\frac{V \cdot s}{m^2}$$

Die **magnetische Feldstärke H** steht mit der magnetischen Flussdichte in der Beziehung

$$\vec{B} = \mu_0 \cdot \mu_r \cdot \vec{H}$$

- μ_0 ist die magnetische Feldkonstante, sie beträgt $1{,}26 \cdot 10^{-6}\frac{V \cdot s}{A \cdot m}$.
- μ_r ist eine dimensionslose Materialkonstante, die **Permeabilitätszahl** eines Materials.

Die Unterscheidung zwischen magnetischer Feldstäre H und magnetischer Flussdichte B ist historisch bedingt. In der neueren Literatur wird, auch wenn es im engeren Sinne der Definitionen nicht ganz exakt ist, vereinfachend von „einem magnetischen Feld der Stärke B“ gesprochen.

Die Flussdichte des Felds ist proportional zur Stärke des elektrischen Stroms und nimmt proportional mit Abstand r zum Leiter ab.

$$B = \mu_0 \cdot \mu_r \cdot \frac{I}{2 \cdot \pi \cdot r}$$

Magnetfeld der Erde Das Drehmoment auf einer Kompassnadel richtet diese parallel zur Horizontalkomponente des Erdmagnetfelds aus. Die geografische Nordrichtung ist als die Richtung festgelegt, in die der Nordpol der Kompassnadel zeigt. Dies ist die Richtung zum magnetischen Südpol der Erde.
Magnetfeld elektrischer Ladung Bewegte elektrische Ladungen erzeugen magnetische Felder. Jeder elektrische Strom erzeugt daher ein magnetisches Feld. Stromdurchflossene Leiter sind stets von magnetischen Feldern umgeben (➤ Abb. 4.9).
Richtung der Feldlinien „Daumenregel“: Der Daumen der rechten Hand zeigt in Richtung der **technischen Stromrichtung** (+ → –).

Die übrigen Finger umgreifen den Draht weisen in die Richtung des magnetischen Felds (N → S).

Alternativ kann die linke Hand benutzt werden. Der Daumen weist dann in die **Elektronenstromrichtung** (– → +).

Magnetfeld der Spule Im Inneren einer langen, zylindrischen Spule der Länge l mit n Windungen erzeugt ein Strom I ein magnetisches Feld

$$B = \mu_0 \cdot \mu_r \cdot \frac{n}{l} \cdot I$$

4.11.2 Magnetische Eigenschaften der Materie

Materie ist aus kleinsten Elementarmagneten aufgebaut. Die Orientierung dieser Elementarmagnete ist meist zufällig verteilt, sodass sie sich in ihrer Wirkung gegenseitig aufheben.

In einem Permanentmagneten sind die Elementarmagnete gleich ausgerichtet.

Materie wird in einem äußeren Magnetfeld magnetisiert. Die **magnetische Suszeptibilität** χ_m kennzeichnet die **Magnetisierbarkeit** eines Stoffs. Sie steht mit der Permeabilität μ_r in der Beziehung:

$$\mu_r = 1 + \chi_m$$

Es werden drei Arten des Magnetismus unterschieden.

Diamagnetismus

- μ_r ist ein wenig kleiner als 1.
- Die Suszeptibilität ist negativ.

$$\mu_r < 1 \quad \chi_m \approx -10^{-4}$$

- Die induzierten magnetischen Felder sind dem äußeren Feld entgegengerichtet und schwächen dieses.

Paramagnetismus

- μ_r ist ein wenig größer als 1.
- Die Suszeptibilität ist positiv.

$$\mu_r > 1 \quad \chi_m \approx +10^{-5}$$

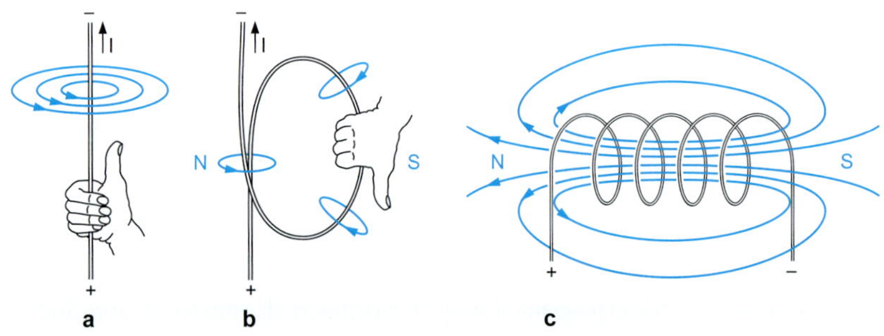

Abb. 4.9 Die magnetischen Felder eines geraden, stromdurchflossenen Leiters **(a)**, einer Leiterschleife **(b)** und einer Spule **(c)** [L253]

Ferromagnetismus

- μ_r ist wesentlich größer als 1.
- Die Suszeptibilität hat einen hohen positiven Wert.

$$\mu_r \gg 1 \quad \chi_m \sim +10^3 \dots 10^4$$

4.11.3 Magnetische Kraftwirkung

Ein magnetisches Feld übt eine Kraft auf eine bewegte elektrische Ladung q aus, die sog. **Lorenzkraft.**

$$\vec{F} = q \cdot \vec{v} \times \vec{B}$$

Die Geschwindigkeit v, die Richtung des Felds B und die Kraft F stehen jeweils senkrecht aufeinander.

Es lässt sich die **3-Fingerregel der rechten Hand** anwenden:
- Daumen → Bewegungsrichtung einer positiven Ladung
- Zeigefinger → Richtung des magnetischen Felds (von Nord nach Süd)
- Mittelfinger → Richtung der Lorenzkraft

Bei Verwendung der linken Hand zeigt der Daumen in Richtung der Bewegung einer negativen Ladung.

MERKE
- Die Lorenzkraft wirkt stets senkrecht zur Bewegungsrichtung eines geladenen Teilchens.
- In einem magnetischen Feld bewegt sich die Ladung auf einer Kreisbahn.

4.11.4 Induktion

Selbstinduktion, Induktivität

Ein zeitlich veränderliches Magnetfeld induziert in einem Leiter eine elektrische Spannung.

Wird an eine Spule eine Spannung angelegt, fließt ein Strom. In der Spule baut sich ein Magnetfeld auf, dessen Änderung wieder eine Spannung induziert. Diese Abfolge wird als **Selbstinduktion** bezeichnet. Sie spielt besonders bei Ein- und Ausschaltvorgängen eine Rolle.

In einer Spule mit n Windungen, der Querschnittsfläche A und der Länge l wird die Spannung induziert:

$$U = -\mu_0 \cdot \mu_r \cdot \frac{n^2 \cdot A}{l} \cdot \frac{dI}{dt}$$

Für die Eigenschaften der Spule wird die **Induktivität L** einer Spule eingeführt.

$$L = \mu_0 \cdot \mu_r \cdot \frac{n^2 \cdot A}{l}$$

Einheit: **Henry (H),** $1H = 1\frac{V \cdot s}{A}$.

Die in der Spule induzierte Spannung lässt sich dann schreiben als

$$U = -L \cdot \frac{dI}{dt} = -L \cdot \dot{I}$$

Im magnetischen Feld einer Spule ist die Energie gespeichert:

$$W = \frac{1}{2} \cdot L \cdot I^2$$

Technische Anwendung findet die Induktion in Elektromotoren, Generatoren, elektromechanischen Messinstrumenten und in Transformatoren.

Transformatoren

Ein Transformator besteht aus zwei um einen gemeinsamen Weicheisenkern gewickelten Spulen. Durch die Wahl geeigneter Windungszahlen beider Spulen kann eine Wechselspannung auf jede gewünschte Höhe herauf- oder heruntertransformiert werden.
- Die Eingangsseite des Transformators heißt Primärseite, die Ausgangsseite Sekundärseite.
- Die Beträge von Primär- und Sekundärspannungen stehen zueinander im gleichen Verhältnis wie die Windungszahlen n_p der Primär- und n_s der Sekundärwicklung.

$$\frac{U_p}{U_s} = \frac{n_p}{n_s}$$

Weil die Leistung (das Produkt aus Stromstärke und Spannung) für beide Seiten den gleichen Wert hat, stehen die Ströme im umgekehrten Verhältnis wie die Windungszahlen.

$$\frac{I_p}{I_s} = \frac{n_s}{n_p}$$

CHECK-UP
- Nenne die Gemeinsamkeiten und Unterschiede zwischen elektrischen und magnetischen Feldern.
- Nenne die drei Arten des Magnetismus.
- Erkläre den Begriff Induktion.
- Welche Funktion hat ein Transformator?

Jetzt bist du dran!

Überblick gewinnen

Notiere dir ca. 5 Stichwörter aus diesem Unterkapitel.

4.12 Wechselspannung, Wechselstrom

Thomas Wenisch

Physik

4.12.1 Eigenschaften der Wechselspannung

- Eine Wechselspannung ändert periodisch ihren Wert (➤ Abb. 4.10).
- Der Momentanwert der Spannung ist

$$U_{(t)} = U_0 \cdot \sin(\omega \cdot t)$$

- Der Scheitelwert der Spannung U_0 entspricht der Amplitude einer Schwingung.
- $\omega = 2 \cdot \pi \cdot f$ ist die Kreisfrequenz der Wechselspannung.
- Die **Frequenz f** gibt die Anzahl der **Perioden** in einer Sekunde an.
- T = 1/f ist die Dauer einer Periode.
- Die Stromstärke wird ebenfalls durch eine Sinusfunktion beschrieben.

$$I_{(t)} = I_0 \cdot \sin(\omega \cdot t + \phi)$$

Φ ist der Phasenwinkel, um den die Kurven für Strom und Spannung gegeneinander verschoben sind, denn im Wechselstromkreis treten die Maximalwerte von Strom und Spannung nicht immer gleichzeitig auf. An Bauelementen wie Spulen und Kondensatoren tritt eine Phasenverschiebung auf.

Über eine Periode ist der Mittelwert der Spannung gleich null, da sich positive und negative Beiträge ausgleichen. Mathematisch wird deshalb ein quadratischer Mittelwert gebildet, der sog. **Effektivwert** U_{eff} der Wechselspannung.

MERKE

Der **Effektivwert** einer Wechselspannung entspricht dem Wert einer Gleichspannung, die an einen Ohm-Widerstand die gleiche Joule-Wärme erzeugt.

Für sinusförmige Spannungen sind die Effektivwerte

$$U_{eff} = \frac{U_0}{\sqrt{2}}$$

und

$$I_{eff} = \frac{I_0}{\sqrt{2}}$$

Der Effektivwert einer Wechselspannung ist unabhängig von ihrer Frequenz.

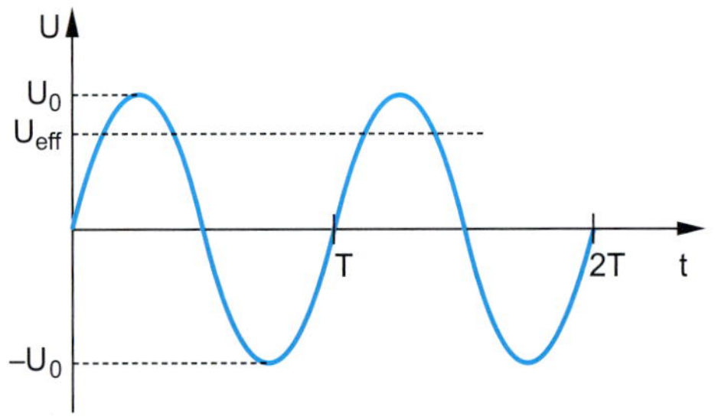

Abb. 4.10 Zeitlicher Verlauf einer Wechselspannung [L253]

Messinstrumente zeigen die Effektivwerte von Wechselströmen und -spannungen an.

- Effektivwert der im Haushalt verwendeten Wechselspannung: 230 V
- Maximalwert: $U_0 = 200\,V \cdot \sqrt{2} = 311\,V$
- Frequenz der Haushaltsspannung: f = 50 Hz
- Periodendauer: T = 20 ms
- Kreisfrequenz: $\omega = 2 \cdot \pi \cdot 50\,s^{-1} = 314\,s^{-1}$

Darstellung am Oszillografen Der zeitliche Verlauf einer Wechselspannung lässt sich mit einem **Elektronenstrahl-Oszillografen** oder **Oszilloskop** darstellen.

Am Gerät einstellbar sind:

- Horizontal: die **Zeitablenkung** (Timebase: ms/cm bzw. µs/cm)
- Vertikal: die Verstärkung des Eingangssignals (V/cm) und somit der **Abbildungsmaßstab**

4.12.2 Bauelemente im Wechselstromkreis

Widerstand

Ohm-Widerstände verhalten sich im Gleich- und im Wechselstromkreis identisch.

Es besteht keine Phasenverschiebung zwischen Strom und Spannung.

Kondensator

Der Kondensator wird periodisch umgeladen, er verhält sich im Wechselstromkreis scheinbar wie ein Widerstand. Der Wechselstromwiderstand wird als **Impedanz Z** bezeichnet und beträgt:

$$Z = \frac{1}{\omega \cdot C}$$

Je höher die Frequenz der Wechselspannung und je größer die Kapazität des Kondensators, desto kleiner wird sein Wechselstromwiderstand.

Am Kondensator sind Strom und Spannung gegeneinander um $\phi = \pi/2$ (90°) phasenverschoben. Der Maximalwert des Stroms wird vor dem der Spannung erreicht.

Spule

Der Wechselstromwiderstand einer Spule steigt proportional zur Frequenz der Wechselspannung

$$Z = \omega \cdot L$$

Der Betrag der Phasenverschiebung ist ebenfalls $\phi = \pi/2$. Hier erreicht allerdings die Spannung vor dem Strom ihr Maximum.

MERKE

Merksatz: Bei der Induktivität kommt der Strom zu spät.

4.12.3 Elektromagnetischer Schwingkreis

Der elektromagnetische Schwingkreis besteht aus einer Parallelschaltung von Spule und Kondensator.
Es entsteht ein periodischer Vorgang:

- Der Kondensator entlädt sich über die Spule,
- → der Entladestrom erzeugt in der Spule ein magnetisches Feld,
- → das Magnetfeld induziert in der Spule eine Spannung,
- → die Spule lädt den Kondensator mit nun entgegengesetzter Polarität wieder auf.

Der Schwingkreis hat die Eigenfrequenz

$$\omega = \frac{1}{\sqrt{L \cdot C}}$$

$$\text{bzw. } f = \frac{1}{2 \cdot \pi \cdot \sqrt{L \cdot C}}$$

CHECK-UP

- Was ist der Effektivwert einer Wechselspannung und wie hängt er mit dem Maximalwert zusammen?
- Aus welchen Bauteilen besteht ein elektrischer Schwingkreis?

Jetzt bist du dran!

Überblick gewinnen

Notiere dir ca. 5 Stichwörter aus diesem Unterkapitel.

4.13 Elektrische Phänomene an Zellen

Thomas Wenisch, Vorauflage: Björn Jacobi

Physiologie

4.13.1 Membranpotenzial und Ionenströme

Membranpotenzial

Alle lebenden Zellen schaffen sich in ihrem Inneren ein ganz bestimmtes Ionenmilieu, das sich vom Extrazellularraum in charakteristischer Weise unterscheidet. Die Ursache für diese **Ionenungleichverteilung** über die Zellmembran ist die Aktivität molekularer Pumpen und daran gekoppelter aktiver Transportprozesse. Es stellt sich ein Membranpotenzial ein, für dessen Entstehung der K^+-Gradient über die Zellmembran eine entscheidende Rolle spielt. Da unter „Normalbedingungen" einige K^+-Kanäle geöffnet sind, besteht eine gewisse Leitfähigkeit der Zellmembran für K^+-Ionen. Stellt man sich eine ungeladene Modellzelle mit hoher intrazellularer K^+-Konzentration vor, wie sie durch die Na^+/K^+-ATPase hervorgerufen wird, so werden K^+-Ionen nach extrazellular diffundieren – gemäß ihres hohen Konzentrationsgradienten. Positive Ladungen platzieren sich auf der Außenseite der Zellmembran. So baut sich zunehmend ein elektrischer Gradient auf und wirkt dem K^+-Ausstrom entgegen. Sind chemischer und elektrischer Gradient betragsmäßig gleich groß, findet kein Netto-K^+-Transport mehr statt. Diesen Zustand bezeichnet man als das **K^+-Gleichgewichtspotenzial (K^+-Diffusionspotenzial).** Da die Zellmembranen der meisten Körperzellen unter Ruhebedingungen (fast) nur für K^+-Ionen leitfähig sind, wird ihr **Membranpotenzial** wesentlich vom **K^+-Gleichgewichtspotenzial** bestimmt. Das Gleichgewichtspotenzial jedes Ions kann mithilfe der **Nernst-Gleichung** berechnet werden, wenn die Ionenverteilung über die Membran bekannt ist:

$$\frac{\Delta F}{F} = \sqrt{\left(\frac{\Delta a}{a}\right)^2 + \left(\frac{\Delta b}{b}\right)^2}$$

E_{rev} = Umkehrpotenzial, n = Wertigkeit des Ions, a = außen, i = innen.
Also im Fall von K^+-Ionen:

$$\frac{\Delta F}{F} = \sqrt{\left(m \cdot \frac{\Delta a}{a}\right)^2 + \left(n \cdot \frac{\Delta b}{b}\right)^2}$$

MERKE
Im Fall von Anionen ist der Kehrwert des obigen Quotienten zu gebrauchen!

Öffnen bei einem bestimmten Membranpotenzial Ionenkanäle, so treibt der Nettostrom der Ionen das Membranpotenzial auf das Gleichgewichtspotenzial dieser Ionensorte. Öffnen z. B. bei einem Membranpotenzial von –60 mV Kaliumkanäle, so strömen K^+-Ionen so lange nach extrazellular, bis das Membranpotenzial ungefähr –90 mV beträgt. Das entspricht dem K^+-Gleichgewichtspotenzial. Da bei Membranspannungen < –90 mV K^+-Ionen in die Zelle strömen würden, sich der Stromfluss also umkehren würde, bezeichnet man das Gleichgewichtspotenzial auch als **Umkehrpotenzial.**

Die Triebkraft eines Ionenstroms ist die Differenz zwischen Membranpotenzial und Gleichgewichtspotenzial für das Ion. Der elektrogene Transport der Na^+/K^+-ATPase trägt etwa –10 mV zum Membranpotenzial einer Körperzelle bei. Der Großteil wird durch die K^+-Diffusion vermittelt. Andere Ionensorten wie Na^+ und Cl^- tragen nur wenig zur Entstehung des Membranpotenzials bei, da die Zellmembranen nur eine geringe Leitfähigkeit für sie aufweisen. Auch sie können jedoch in die Berechnung des Membranpotenzials mit einfließen (**Goldmann-Hodgkin-Katz-Gleichung**):

$$\frac{\Delta F}{F} = m \cdot \frac{\Delta a}{a}$$

F = Faraday-Konstante.

Ruhemembranpotenzial

Neuronen und Muskelzellen sind erregbare Zellen. Bei ihnen kann das Membranpotenzial durch Stimuli verändert werden. Im Ruhezustand wird es daher als **Ruhemembranpotenzial** bezeichnet.

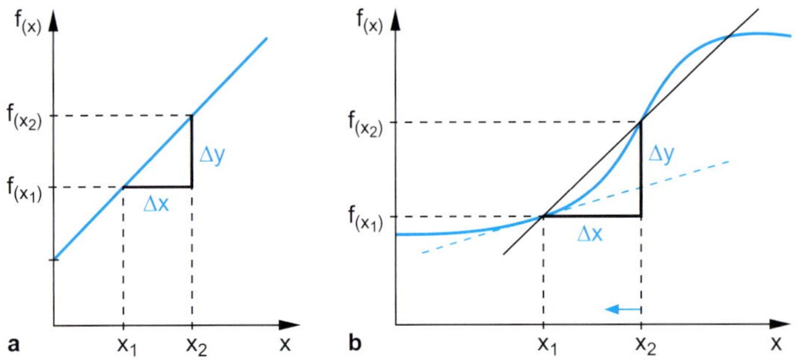

Abb. 4.11 Verlauf eines Aktionspotenzials [L253]

Dieses wird vor allem durch das K^+-Diffusionspotenzial bestimmt, das von der lokalen Ionenverteilung und den exprimierten K^+-Kanälen abhängt.

- Neurone: ca. –70 mV
- Herz- und Skelettmuskelzellen, Gliazellen: ca. –90 mV

Depolarisation Positive Abweichung vom Ruhemembranpotenzial. Der Spannungsgradient über die Membran nimmt ab.
Hyperpolarisation Negative Abweichung vom Ruhemembranpotenzial. Der Spannungsgradient über die Membran nimmt zu.

Aktionspotenzial

Das Aktionspotenzial (AP) ist eine vorübergehende Depolarisation der Membran, die in einem Zelltyp nach immer gleichem Muster abläuft: gleiche Amplitude und zeitlicher Verlauf (➤ Abb. 4.11). Das AP kann jedoch in verschiedenen Geweben äußerst unterschiedliche Charakteristika besitzen, z. B. variiert die Dauer:

- Purkinjezellen des Herzens: ca. 400 ms
- Skelettmuskelzellen: ca. 10 ms
- ZNS-Neurone: ca. 1 ms.

Der Verlauf eines AP kann eingeteilt werden in:

Initiationsphase Überwindung des **Schwellenpotenzials** (ca. –60 mV in Neuronen), durch äußeren Reiz oder spontane Depolarisation, vermittelt durch die zunehmend erhöhte Offenwahrscheinlichkeit von spannungsabhängigen Na^+- und/oder Ca^{2+}-Kanälen. Das natürlich vorkommende Polykation Spermin blockiert Ruhepotenzial vermittelnde K_{ir}-Kanäle und trägt damit zur Entstehung des Schwellenpotenzials bei: die K^+-Leitfähigkeit der Membran lässt bei –70 bis –60 mV abrupt nach.
Steiler Aufstrich Vermittelt durch die schnelle Öffnung von Na_v-Kanälen kommt es zu einer schnellen Depolarisation.
Overshoot Die Leitfähigkeitserhöhung der Membran für Na^+-Ionen sorgt dafür, dass das Membranpotenzial auf das Na^+-Gleichgewichtspotenzial (ca. +60 mV) zustrebt. Werte zwischen 0 und 40 mV werden erreicht (Overshoot).
Plateauphase Insbesondere in Zelltypen mit Ca^{2+}-getragenen AP kann durch das langsamere Verschlussgating dieser Kanäle im Vergleich zu Na_v-Kanälen ein längere Depolarisationsphase (Plateauphase) erreicht werden.
Repolarisation Die schnelle Inaktivierung von Na_v-Kanälen und das langsamere Öffnungsverhalten von K_v-Kanälen leiten die Repolarisationsphase des AP ein, die weniger steil verläuft als der Aufstrich.
Nachhyperpolarisation Vor allem in Neuronen führt eine zusätzliche Ca^{2+}-getriggerte K^+-Leitfähigkeit am Ende des AP dazu, dass das Membranpotenzial kurzzeitig leicht negativere Werte als das normale Ruhepotenzial annimmt.

Refraktärität

Der Begriff Refraktärität beschreibt einen Zeitraum, während dem eine Zelle nach dem Auslösen eines Aktionspotenzials nicht wieder erregbar ist. Während der **absoluten Refraktärperiode** kann auch durch einen maximalen Reiz kein neues AP mehr ausgelöst werden: Sämtliche Na^+-Kanäle befinden sich in einem inaktivierbaren Zustand. Die Dauer entspricht in etwa der des AP. In der **relativen Refraktärperiode** sind wieder einige Na^+-Kanäle aktivierbar, weshalb sich ein in der Amplitude vermindertes AP auslösen lässt. Dennoch handelt es sich auch bei diesem AP um ein Alles-oder-Nichts-Ereignis. Die Refraktärzeit begrenzt die maximale AP-Frequenz, was vor allem in der Herzmuskulatur eine essenzielle Bedeutung besitzt.

CHECK-UP

- Wie kommt das Membranpotenzial einer Körperzelle zustande?
- Der Konzentrationsgradient für Ca^{2+}-Ionen über eine Zellmembran betrage vom Zytoplasma zum Extrazellularraum 1 : 10.000. Berechne mithilfe der Nernst-Gleichung das Ca^{2+}-Gleichgewichtspotenzial dieser Zelle! Was lässt sich aus dem Wert ableiten?
- Beschreibe den Ablauf eines Aktionspotenzials.
- Was beschreibt die Refraktärzeit einer Zelle?

Jetzt bist du dran!

Überblick gewinnen

Notiere dir ca. 5 Stichwörter aus diesem Unterkapitel.

Jetzt bist du dran!

Zeichenaufgaben

- Zeichne schematisch die Ladung einer Zelle und die für das K+-Gleichgewichtspotenzial entscheidenden Transportvorgänge. Wo liegen das Ruhemembranpotenzial eines Neurons und das einer Herzmuskelzelle?
- Zeichne ein Diagramm mit den verschiedenen Phasen eines Aktionspotenzials. Zeichne das Schwellenpotenzial ein und beschrifte dies mit dem Schwellenwert in mV eines Neurons. Benenne die verschiedenen Phasen und notiere, welche Transportvorgänge in der jeweiligen Phase verantwortlich bzw. geöffnet sind. Erkläre die Begriffe der absoluten und relativen Refraktärperiode.

Anregungen zur weiteren Wiederholung

- Zeichne einen Stromkreislauf mit Parallel- und Reihenschaltung und erkläre wie sich jeweils die Stromstärke (I), der Widerstand (R) und die Spannung (U) berechnen lassen.
- Zeichne einen elektromagnetischen Schwingkreis und welche Komponenten der Parallelschaltung, welche Phase der periodischen Bewegung bewirken.

Überblick gewinnen

Nutze deine gesammelten Stichwörter für eine Mindmap oder eine gegliederte Stichwortliste.

KAPITEL Physik

5 Ionisierende Strahlung

5.1 Einteilung

Thomas Wenisch

Physik

Zur **ionisierenden Strahlung** zählen alle Strahlenarten, die in der Lage sind, in Materie genügend Energie zu übertragen, um dort Ionisationsprozesse auszulösen. Dazu zählen α-, β-, γ-, Röntgen-, Neutronen- und kosmische Strahlung.

Weitere Unterscheidung:

Partikelstrahlung

Partikelstrahlung besteht aus Teilchen (= Teilchenstrahlung):

- α-Teilchen
- β-Teilchen (Elektronen, Positronen)
- Neutronen
- Ionen

Elektromagnetische Strahlung

- Röntgenstrahlung
- γ-Strahlung

CHECK-UP

Zwischen welchen Strahlungsarten unterscheidet man bei der ionisierenden Strahlung?

Jetzt bist du dran!

Überblick gewinnen

Notiere dir ca. 5 Stichwörter aus diesem Unterkapitel

5.2 Radioaktivität

Thomas Wenisch

Physik

5.2.1 Der radioaktive Zerfall

Radioaktivität und radioaktiver Zerfall

Radioaktivität ist die Eigenschaft eines Atomkerns, sich spontan unter Aussendung von Strahlung, in den Kern eines anderen Elements umzuwandeln. Der ursprüngliche Kern wird als Mutterkern, der Neugebildete als Tochterkern bezeichnet.

Die Radioaktivität ist eine innere Eigenschaft bestimmter Nuklide, die sich durch keinerlei äußere Umstände wie Druck, Temperatur, elektrische oder magnetische Felder beeinflussen lässt.

Für ein radioaktives Nuklid lässt sich eine statistische Aussage treffen, wann welcher Anteil der Atomkerne zerfallen ist.

Das **Gesetz des radioaktiven Zerfalls** folgt einer exponentiellen Zeitabhängigkeit (➤ Abb. 5.1):

$$N_{(t)} = N_0 \cdot \varepsilon^{-\lambda \cdot t}$$

- N_0 ist die Anzahl der Atomkerne zum Beginn des Beobachtungszeitraums bei t = 0.
- $N_{(t)}$ ist die nach der Zeit t noch vorhandene Anzahl.
- Die Zerfallskonstante λ hat einen für jedes radioaktive Nuklid spezifischen Wert.

$$\lambda = \frac{\ln(2)}{t\,1/2}$$

Halbwertszeit

Die **Halbwertszeit** $t_{1/2}$ ist diejenige Zeit, nach der jeweils die Hälfte der Kerne zerfallen ist.

Die **mittlere Lebensdauer** τ eines Kerns ist die Zeitspanne, nach der noch der Anteil e^{-1} = 0,37 der Anzahl der Atomkerne vorhanden ist.

$$\tau = \frac{1}{\lambda} = \frac{t\,1/2}{\ln(2)}$$

MERKE

Die Anzahl der in einem Präparat vorhandenen radioaktiven Kerne ist nicht direkt messbar. Es lässt sich lediglich die Anzahl der in einem festgelegten Zeitintervall stattfindenden Zerfälle festlegen.

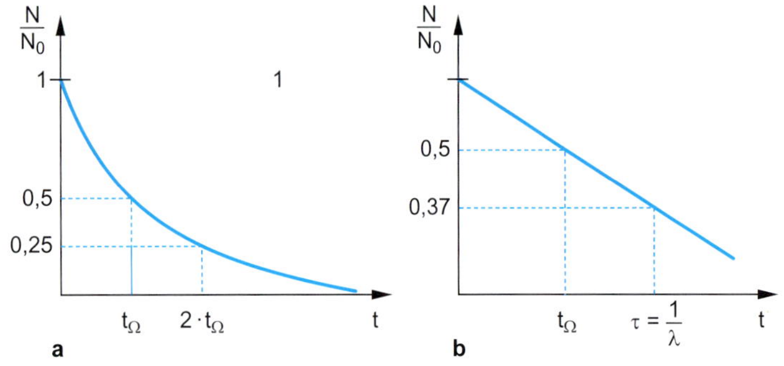

Abb. 5.1 Das radioaktive Zerfallsgesetz in halblogarithmischer **(a)** und linearer **(b)** Darstellung [L253]

Die Ableitung des Zerfallsgesetzes nach der Zeit ergibt:

$$\frac{dN_{(t)}}{dt} = -\lambda \cdot N_0 \cdot e^{-\lambda \cdot t}$$

Oder mit $\frac{dN_{(t)}}{dt} = A$ und $|-\lambda \cdot N_0| = A_0$:

$$A_{(t)} = A_0 \cdot e^{-\lambda \cdot t}$$

Aktivität

Die **Aktivität A** eines radioaktiven Präparats gibt die Anzahl der Zerfälle pro Sekunde an.

- Einheit: das **Becquerel (Bq),** 1 Bq = 1 Zerfall/s.
- Früher wurde die Aktivität in der Einheit Curie (Ci) angegeben.
- 1 Ci = $3{,}7 \cdot 10^{10}$ Bq ist die Aktivität eines Gramms ^{226}Ra.

5.2.2 Die Zerfalls- und Strahlungsarten

Je nach Art des radioaktiven Zerfalls wird eine andere Strahlung emittiert (➤ Abb. 5.2).

Alpha-Zerfall

Im Inneren des Atomkerns formiert sich aus zwei Protonen und zwei Neutronen ein α-Teilchen. Es entspricht in seinem Aufbau dem ^4He-Kern.

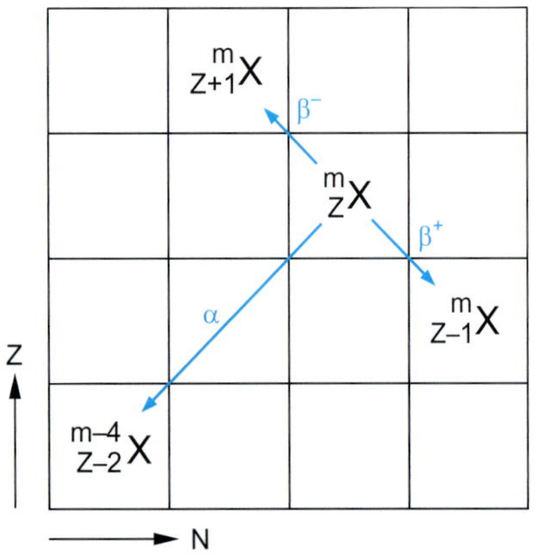

Abb. 5.2 Änderung der Kernladungszahl Z und der Neutronenzahl N beim α- und β-Zerfall [L253]

Bei der Emission des α-Teilchens verringert der Mutterkern X_M seine **Massenzahl m** um 4 und seine **Protonenzahl p** um 2.

$$^{m}_{p}X_M \rightarrow {}^{m-4}_{p-2}X_T + \alpha$$

α-Zerfallsart tritt bei den Kernen schwerer Elemente auf, z. B.

$$^{226}_{88}Ra \rightarrow {}^{222}_{86}Rn + \alpha$$

Der entstandene Radon-Tochterkern ist selbst wieder instabil und zerfällt unter α-Emission weiter.

Beta-Zerfall

Als Beta-Teilchen werden Elektronen und ihre Anti-Teilchen, die Positronen, bezeichnet. Es wird in β^-- und β^+-Zerfall unterschieden.

β^--Zerfall: Bei zu großem Neutronenüberschuss wandelt sich im Kern ein Neutron in ein Proton und ein Elektron um.

$$n \rightarrow p + e^- + \overline{\nu}$$

Der β^--Zerfall ist ein „3-Teilchen-Zerfall". Die Energiebilanz wird vervollständigt von dem Anti-Neutrino $\overline{\nu}$, einem ungeladen Teilchen mit der Ruhemasse 0.

MERKE

β^--Zerfall: Die Massenzahl des Kerns bleibt unverändert, seine Ordnungszahl steigt um 1.

$$^{m}_{p}X_M \rightarrow {}^{m}_{p+1}X_T + e^- + \overline{\nu}$$

Beispiel:

$$^{14}_{6}C \rightarrow {}^{14}_{7}N + e^- + \overline{\nu}$$

β^+-Zerfall: Besitzt ein Nuklid zu viele Protonen, wandelt sich ein Proton in ein Neutron und ein Positron um.

$$p \rightarrow n + e^+ + \nu$$

Das Neutrino ν ist hier das dritte Teilchen. Das Positron e^+ trägt eine positive Elementarladung $+1{,}6 \cdot 10^{-19}$ C und besteht aus Antimaterie. Es ist das Anti-Teilchen des Elektrons.

MERKE

Treffen ein Elektron und ein Positron aufeinander, so vernichten sie sich gegenseitig und es entstehen zwei elektromagnetische Strahlungsquanten mit einer Energie von jeweils 511 keV, die im Winkel von 180° zueinander ausgestrahlt werden.

MERKE

β^+-Zerfall: Die Massenzahl des Nuklids bleibt konstant. Die Ordnungszahl nimmt um 1 ab.

$$^{m}_{p}X_{M} \rightarrow {}^{m}_{p-1}X_{T} + e^{+} + \nu$$

Beispiel:

$$^{13}_{7}N \rightarrow {}^{13}_{6}C + e^{+} + \nu$$

Es sind derzeit 112 Elemente mit insgesamt mehr als 2700 natürlichen oder künstlich erzeugten Isotopen bekannt. Diese lassen sich in einer Nuklidkarte darstellen, in der auch die Zerfallsarten sowie die Energien der am häufigsten emittierten Strahlungsarten für jedes Nuklid vermerkt sind.

Die Nuklidkarte ist ein Raster, bei dem auf der vertikalen Achse die **Kernladungszahl Z** und auf der horizontalen Achse die Neutronenzahl eines Kerns aufgetragen wird. Wie sich die Elementumwandlung beim radioaktiven Zerfall in der Nuklidtafel darstellt, zeigt ➤ Abb. 5.2.

Gamma-Strahlung

γ-Strahlung ist eine hochenergetische elektromagnetische Strahlung.

Nach einer Kernumwandlung beispielsweise durch α- oder β-Zerfall befindet sich der Tochterkern in einem energiereichen, angeregten Zustand. Beim Übergang in den Grundzustand gibt er seine Anregungsenergie in Form elektromagnetischer Strahlung ab.

Der Vorgang ist mit der Energieabgabe angeregter Elektronen durch Strahlungsemission vergleichbar. Die Energien des Atomkerns sind jedoch um ein Vielfaches größer als die der Elektronenhülle.

CHECK-UP

- Auf welchen Bruchteil ist die Aktivität eines radioaktiven Präparats nach 2, 5 oder 10 Halbwertszeiten abgefallen?
- Nenne die drei Arten des radioaktiven Zerfalls. Wie ändert sich dabei Ordnungs- und Massenzahl?
- Wie entsteht γ-Strahlung?

Jetzt bist du dran!

Überblick gewinnen

Notiere dir ca. 5 Stichwörter aus diesem Unterkapitel.

5.3 Röntgenstrahlung

Thomas Wenisch

Physik

In einer Röntgenröhre treten Elektronen aus einer Glühkathode aus und werden im elektrischen Feld in Richtung der Anode beschleunigt (➤ Abb. 5.3).

Beim Durchlaufen der Spannung U gewinnen die Elektronen die Energie

$$W = e \cdot U$$

Daraus ergibt sich die in der Kern- und Atomphysik gebräuchliche Energieeinheit **Elektronenvolt (eV).**

MERKE

Ein Elektron, das die Spannungsdifferenz 1 V durchläuft, gewinnt dabei die Energie 1 eV = $1{,}6 \cdot 10^{-19}$ J.
Die **Elektronenenergie,** angegeben in eV, hat den gleichen Zahlenwert wie die Beschleunigungsspannung.

- Beim Aufprall der Elektronen auf die Anode entsteht **elektromagnetische Strahlung,** die sog. **Bremsstrahlung.**
- Von der in alle Richtungen emittierten Strahlung ist nur der zum Austrittsfenster der Röntgenröhre gerichtete Anteil als **Nutzstahl** verwendbar.
- Es ist rein zufällig, welchen Anteil seiner Energie ein Elektron in elektromagnetische Strahlung und welchen Anteil es über Stoßprozesse in Wärme umsetzt.
- Das typische Spektrum der Bremsstrahlung besitzt eine kontinuierliche Wellenlängenverteilung mit einer definierten unteren Grenze λ_{min} (➤ Abb. 5.4).

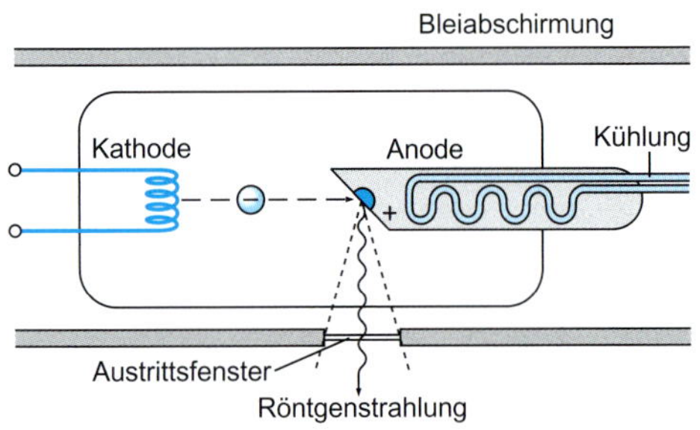

Abb. 5.3 Aufbau einer Röntgenröhre. Die Elektronen treten aus der Kathode aus und erzeugen beim Auftreffen auf die Anode Röntgenstrahlung [L253]

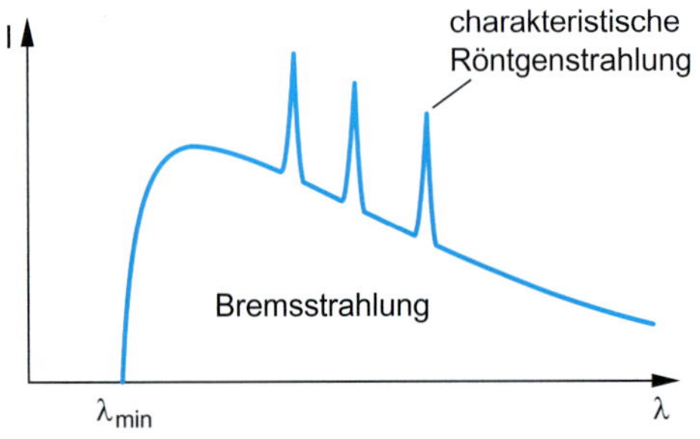

Abb. 5.4 Emissionsspektrum einer Röntgenröhre, gezeigt ist die Intensität I abhängig von der Wellenlänge λ [L253]

- Die höchste Photonenenergie wird erreicht, wenn das Elektron seine gesamte kinetische Energie als Bremsstrahlung abgibt:

$$e \cdot U = h \cdot f$$

Mit f = c/λ ergibt sich für die minimale Wellenlänge:

$$\lambda_{min} = \frac{h \cdot c}{e \cdot U}$$

Anodenstrom und Anodenspannung sind getrennt voneinander einstellbar.

- Der **Anodenstrom** beeinflusst die **Strahlungsintensität** (Quantität): Treten mehr Elektronen aus der Kathode aus, werden auch mehr Röntgenphotonen erzeugt. Die Strahlungsintensität steigt, die Strahlenqualität (d. h. die Energieverteilung der einzelnen Photonen) bleibt aber unverändert.
- Von der **Anodenspannung** hängt die **Strahlungsqualität** ab. Bei höherer Anodenspannung erhalten die Elektronen eine größere kinetische Energie und können energiereichere Photonen erzeugen. Man spricht dann von einer „härteren" Strahlung.

In der Röntgendiagnostik werden die Geräte mit einer Spannung von etwa 100 kV betrieben. Ausnahme ist die Mammografie, wo „weiche" Röntgenstrahlung von ca. 25 keV verwendet wird.

Dem Bremsstrahlungsspektrum sind die scharfen Linien der **charakteristischen Röntgenstrahlung** überlagert. Wird ein Elektron aus den inneren Schalen der Atome des Anodenmaterials herausgeschlagen und der frei gewordene Platz in der Elektronenhülle anschließend neu besetzt, so wird die frei werdende Bindungsenergie als elektromagnetische Strahlung emittiert. Die Wellenlänge der emittierten Strahlung ist charakteristisch für das jeweilige Anodenmaterial.

CHECK-UP

- Wie wird Röntgenstrahlung erzeugt?
- Wie ändert sich das Emissionsspektrum einer Röntgenröhre bei Änderung der Anodenspannung?

Jetzt bist du dran!

Überblick gewinnen

Notiere dir ca. 5 Stichwörter aus diesem Unterkapitel.

5.4 Strahlendosis

Thomas Wenisch

Physik

Ionisierende Strahlung wird durch ihre Wechselwirkungen mit Materie nachgewiesen.

Geeignete Strahlungsmessgeräte sind:

- **Ionisationskammer:** Es werden Ionen gebildet; ein zur Strahlungsenergie proportionaler Stromfluss ist messbar.
- **Geiger-Müller-Zähler:** Das Grundprinzip beruht auf dem einer Ionisationskammer. Nur liefert der Geiger-Müller Zähler für jedes Zählereignis einen Impuls. Auf die Energie der Strahlung kann nicht rückgeschlossen werden.
- **Szintillationszähler:** In Szintillatorsubstanzen, wie z. B. NaJ- oder CsJ-Kristallen, werden durch ionisierende Strahlung Elektronen angeregt. Beim Übergang in den Grundzustand werden Photonen ausgesandt. Die Zahl der im Szintillator gebildeten Photonen ist proportional zur Strahlungsenergie.
- **Filmdosimeter:** Hier wird ein Film durch ionisierende Strahlung geschwärzt.

Die **Dosimetrie** erfasst die Wirkung ionisierender Strahlung quantitativ. Dabei werden folgende Dosisbegriffe unterschieden: Energiedosis, Ionendosis, Äquivalentdosis.

Energiedosis

Die **Energiedosis D** ist die in einem Körper durch die Strahlung übertragene Energie E, bezogen auf die Masse m des Körpers:

$$D = \frac{E}{m}$$

SI-Einheit: das **Gray (Gy),** 1 Gy = 1 J/kg.

Die Dosisrate gibt eine Information darüber, in welcher Zeit eine gegebene Dosis akkumuliert wird.

$$\dot{D} = \frac{dD}{dt}$$

Die Energiedosisrate wird in Gy/s angegeben.

Ionendosis

Die **Ionendosis D_I** wird definiert als die pro Masseneinheit m gebildete Ladung Q:

$$D_I = \frac{Q}{m}$$

Einheit: C/kg.

Ist der Energiebetrag bekannt, der für jede Ionisation aufgebracht werden muss, so kann aus der gemessenen Ionendosis die Energiedosis berechnet werden.

Es lässt sich auch eine Ionendosisrate $\dot{D}_I$ in der Einheit $\frac{C}{kg \cdot s}$ angeben.

Äquivalentdosis

Die **Äquivalentdosis H** berücksichtigt das unterschiedliche Gefährdungspotenzial der einzelnen Strahlenarten auf den Menschen.

Die Werte der Energiedosis werden mit einem **Qualitätsfaktor q** multipliziert.

$$H = q \cdot D$$

SI-Einheit: das **Sievert (Sv),** 1 Sv = 1 J/kg.

Der Qualitätsfaktor q beträgt für:

- Röntgen, α- und β-Strahlung: 1
- Neutronen: 10
- γ-Strahlung: 20

Die Äquivalentdosisrate wird in Sv/s oder bezogen auf andere Zeiteinheiten auch in Sv/h oder Sv/a angegeben.

MERKE

Strahlungsquellen sind in der Regel Punktquellen. Deshalb gilt für Energie-, Ionen- und Äquivalentdosisrate ein quadratisches Abstandsgesetz.

$$\sim \frac{1}{r^2}$$

Doppelter Abstand → ¼ Dosisrate.

CHECK-UP

Worin unterscheiden sich Energie- und Äquivalentdosis?

Jetzt bist du dran!

Überblick gewinnen

Notiere dir ca. 5 Stichwörter aus diesem Unterkapitel.

5.5 Strahlenwirkungen

Thomas Wenisch

Physik

Partikelstrahlung

Partikelstrahlung gibt ihre Energie in der Materie durch Stoßprozesse sowie Anregung und Ionisation ab. Die Strahlungsteilchen haben eine definierte, von ihrer Energie abhängige Reichweite:

- **α-Strahlung** wird rasch abgebremst. In Luft beträgt die Reichweite einige Zentimeter, in Wasser nur wenige μm.
- **Elektronen** haben in Wasser und damit auch im menschlichen Gewebe eine Reichweite von etwa 0,5 cm/MeV. Ein wenige Millimeter dickes Metallblech kann Elektronenstrahlung praktisch völlig abschirmen.
- **Neutronen** übertragen besonders viel Energie bei einem Zusammenstoß mit einem gleich schweren Partner, dem Proton. Zur Abschirmung eignen sich deshalb wasserstoffreiche Verbindungen wie Paraffin.

Photonenstrahlung

Elektromagnetische Strahlung zeigt nicht nur Wellen-, sondern auch Teilcheneigenschaften. Das **Photon** ist das „Strahlungsteilchen“ der elektromagnetischen Strahlung.

Mögliche Wechselwirkungen von Photonenstrahlung mit Materie sind (➤ Abb. 5.5):

- **Fotoeffekt:** Das Photon wird von einem Elektron absorbiert und überträgt diesem seine gesamte Energie. Der Fotoeffekt ist die dominierende Wechselwirkung für Photonenenergien bis 200 keV.
- **Compton-Effekt:** Das Photon überträgt nur einen Teil seiner Energie auf das Elektron. Nach dem Zusammenstoß hat das Photon eine größere Wellenlänge bzw. geringere Frequenz. Der Compton-Effekt tritt bei Photonenenergien zwischen 100 keV und 10 MeV auf.
- **Paarbildung:** Ein Photon erzeugt ein Elektronen-Positronen-Paar. Es ist mindestens die Energie 2 × 511 keV = 1,022 MeV erforderlich. Für Photonenenergien > 10 fMeV ist die Paarbildung der dominierende Effekt.

Photonenstrahlung hat keine scharf begrenzte Reichweite. Die Intensität nimmt exponentiell mit der Eindringtiefe ab.

MERKE

Die Intensität I_0 verringert sich hinter einem Absorber der Schichtdicke d auf

$$I = I_0 \cdot e^{-\mu \cdot d}$$

Der **lineare Schwächungskoeffizient μ** ist eine Materialkonstante. Er hat die Einheit m^{-1}.

Nach der Schichtdicke d = 1/μ ist die Strahlungsintensität auf den Anteil $e^{-1} = 0{,}37$ abgefallen. Nach der **Halbwertsschichtdicke** $d_{1/2}$ ist die ursprüngliche Strahlungsintensität auf die Hälfte abgefallen.

$$d_{1/2} = \frac{\ln(2)}{\mu}$$

Da die Schwächung der Strahlung von der Dichte des Absorbermaterials abhängig ist, wird der Massenschwächungskoeffizient μ/ρ eingeführt.

Das Absorptionsvermögen steigt mit wachsender Ordnungszahl stark an. Stoffe mit hoher Ordnungszahl wie Blei (Z = 82) eignen sich deshalb gut für die Abschirmung von Röntgen- und γ-Strahlung.

CHECK-UP

- Welche Wechselwirkungen von Strahlung mit Materie kennst du? Welche sind bei einer Photonenenergie von 750 keV möglich?
- Welches Material hat die größere Halbwertsschichtdicke, Blei oder Aluminium?

Jetzt bist du dran!

Überblick gewinnen

Notiere dir ca. 5 Stichwörter aus diesem Unterkapitel.

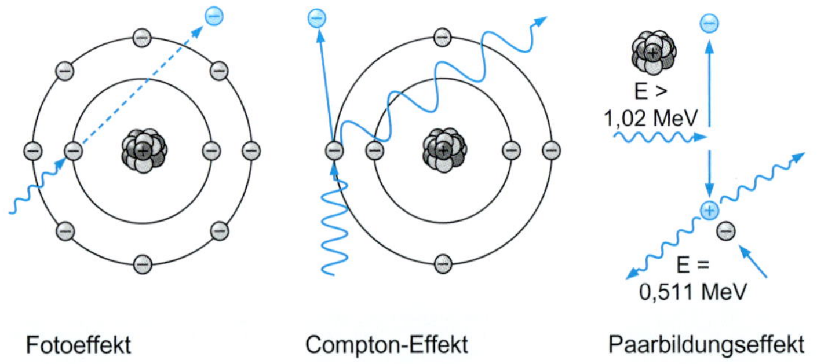

Abb. 5.5 Wechselwirkungen von Photonenstrahlung mit Materie [L253]

Jetzt bist du dran!

Zeichenaufgabe

Du siehst hier ein Röntgenbild der Hand in a.-p. Aufnahme. Wie zeigen sich Knochen und Weichteile, und warum? Wenn du magst, beschrifte die Knochen der Hand.
Welcher Spannungsbereich wurde hier vermutlich verwendet?

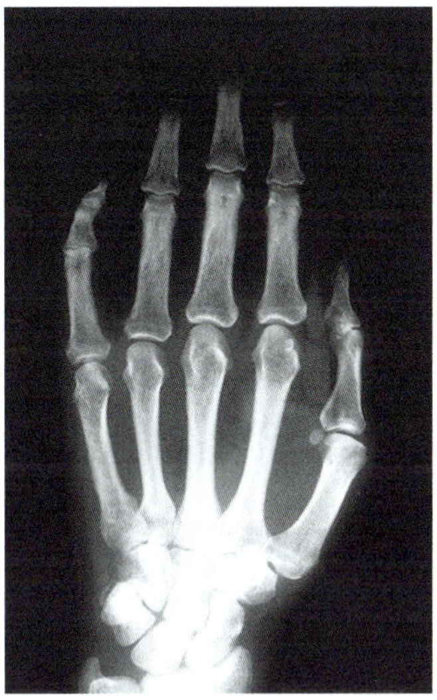

[M247]

Anregungen zur weiteren Wiederholung

Sammle alle Maßeinheiten/Formeln, die in diesem Kapitel genannt werden, in einer Tabelle wie z. B. dieser:

Maßeinheit/Formel	Was ist die Aussage der Maßeinheit/Formel?

Erstelle eine Mindmap für die Strahlungstypen mit ca. 3–4 Stichpunkten zu jedem Strahlungstyp.

Überblick gewinnen

Nutze deine gesammelten Stichwörter für eine Mindmap oder eine gegliederte Stichwortliste.

Register

A
Actinoide 8
Aerosol 1
Aggregatzustand 1
- Änderung 22
- Änderung der inneren Energie 1
- fest 1
- flüssig 1
- gasförmig 1
Aktionspotenzial 40
Aktivität 44
Ampere (A) 29
Amperemeter 31
Anion 34
Anode 34
Äquivalentdosis 47
Atom 2
- Elektronenhülle 3
- Elementarladung e 2
- Elementarteilchen 2
- Nuklid 2
atomare Masseneinheit (1 u) 3
Atomradius 8
ATPS-Bedingung 21
Avogadro-Zahl 3

B
Becquerel (Bq) 44
Bohr-Atommodell 3
Boltzmann-Konstante 20
Boyle-Mariotte-Gesetz 20
BTPS-Bedingung 21

C
Calcium 11
Celsius-Skala 17
Chlorid 11
Cisplatin 12
Compton-Effekt 48
Coulomb 27
- Gesetz 27

D
Dalton-Gesetz 21
Depolarisation 40
Diamagnetismus 36
Dielektrizitätskonstante 27
Diffusion 24
Diffusionspotenzial 39
Dipol 28
Dipolmoment 28
d-Orbital 5
Druck, osmotischer 24

E
Edelgaskonfiguration 6
Effektivwert, Wechselspannung 38
Eisen 12
Eisenmangelanämie 13
Elektrizitätsleitung 34
Elektrolyse 34
Elektronegativität 9
Elektronen 2
- Konfiguration 5
- Spin 5
- Valenz 6
Elektronenaffinität 8
Elektronenhülle 3
- Besetzungsregeln 5
Elektronenschale 4
Elektronenspin 5
Elektronenvolt (eV) 46
Elementarladung e 2
Elementarteilchen 2
Elemente, biochemisch wichtige 11
Emulsion 1
Energiedosis 47
Entropie 19
Erde, Magnetfeld 36

F
Faraday-Gesetze, Elektrizität 34
Faraday-Käfig 29
Farad (F) 33
Feld
- elektrisches 27
- magnetisches 35
Feldrichtung 27
Feldstärke, magnetische 36
Ferromagnetismus 37
Filmdosimeter 47
Fluor 12
Flussdichte, magnetische 36
f-Orbital 5

G
Gas
- Gemisch 21
- ideales 1, 20
- Leitfähigkeit 34
- reales 21
Gasdruck 18
Gaskonstante, universelle 20
Gastheorie, kinetische 20
Gaszustand 20
Geiger-Müller-Zähler 47
Gesetz
- Gay-Lussac 20
- radioaktiver Zerfall 43
Gleichgewichtspotenzial 39
Gleichstrom 29
Goldmann-Hodgkin-Katz-Gleichung 39
Größe, magnetische 35

H
Halbleiter 34
Halbmetalle 9
Halbwertszeit 43
Hämochromatose 13
Hauptenergieniveau 4
Hauptquantenzahl n 4
Henry-Dalton-Gesetz 24
Henry (H) 37
Hund-Regel 6
Hyperpolarisation 40

I
Induktion 37
- magnetische 36
Induktivität 37
Inertgas 21
Influenz 29
Ionen 2
- Anion 2
- Kation 2
Ionendosis 47
Ionenradius 8
Ionisationskammer 47
Isobar 20
Isochor 20
Isolator 34
Isotherm 20
Isotope 2, 3
- Mischelemente 3
- radioaktive Tracer 3
- Reinelemente 3

J
Jod 15

K
Kalium 11
Kalorie (cal) 18
Kalorimetrie 18
Kapazität
- elektrische 33
- Wärme 18
Kathode 34
Kation 34
Kelvin-Skala 17
Kernladungszahl (Z) 2
Kirchhoff-Gesetze 32
Kohäsionskräfte 1
Kohlenstoff 11
Kondensator 33
- RC-Glied 33
- Schaltung 33
- Wechselstromkreis 38
Konstante
- Dielektrizität 27
Kontaktspannung 18, 35
Konvektion, Wärme 23
Kraftwirkung, magnetische 37
Kupfer 14

L
Ladung
- elektrische 27
- elektrische, Magnetfeld 36
Längenausdehnung 17
Lanthanoide 8
Leistung, elektrische 31
Leitfähigkeit 34
- Gas 34
- Vakuum 34
Lithium 12
Lorenzkraft 37
Lösung
- echte 2
- kolloidale 2
Luftfeuchtigkeit 22

M
Magnesium 11, 12
Magnetfeld 35
Magnetisierbarkeit 36
Magnetquantenzahl m 5
Massenzahl m 3

Maxwell-Boltzmann-Verteilung 20
Membranpotenzial 39
Membranspannung 35
Mengenelement 11
Menkes-Krankheit 14
Metallcharakter 9
Mineralstoff 11
Molarität 24
Morbus Wilson 14

N
Nachhyperpolarisation 40
Natrium 11
Nebenquantenzahl l 5
Nernst-Gleichung 35, 39
Neutronen 2
Neutronenzahl 3
Normbedingung 21
Nukleonen 2
Nukleonenzahl 3
Nuklid 2
– mittlere Lebensdauer 43

O
Ohm-Gesetz 30
Ohm-Widerstand 30
Oktettregel 6
Orbital 4
Orbitalmodell 4
Ordnungszahl 2
Osmose 24
Oszillograf 38
Overshoot 40

P
Paramagnetismus 36
Partikelstrahlung 43
– Wirkung 48
Pauli-Prinzip 5
Periodensystem 2, 6
– Actinoide 8
– Aufbau 6
– Hauptgruppen 6
– Lanthanoide 8
– Nebengruppen 6
Periodische Eigenschaften 8
– Atomradius 8
– Elektronegativität 9
– Elektronenaffinität 8
– Ionenradius 8
– Metallcharakter 9
Permittivität 33
Phosphat 12
Phosphor 11
Photoeffekt
– elektromagnetische Strahlung 34
– Photonenstrahlung 48
Photonenstrahlung, Wirkung 48
Plateauphase 40
Platin 12
Plattenkondensator 33
Polarisation 28
p-Orbital 5
Potenzial, elektrisches 28
Protonen 2
Protonenzahl p 2

Q
Quantenmechanik 4
Quantenzahlen 4

R
radioaktive Tracer 3
Radioaktivität 43
RC-Glied, Kondensator 33
Refraktärphase 40
relative Atommasse 3
relative Molekülmasse 3
Repolarisation 40
Röntgenstrahlung 46
Ruhemembranpotenzial 39

S
Sauerstoff 11
Schmelzkurve 22
Schwefel 12
Schwellenpotenzial 40
Schwermetalle 12
Schwingkreis, elektromagnetischer 39
Selbstinduktion 37
Selen 15
Siemens (S) 30
Sievert (Sv) 47
s-Orbital 5
Spannung 28
– galvanische 35
– Messung 31
– Wechsel- 38
Spannungsquelle 32
Spin
– antiparallel 5
– parallel 5
Spinquantenzahl s 5
Spule
– Magnetfeld 36
– Wechselstromkreis 38
Spurenelement 12
Stefan-Boltzmann-Gesetz 23
Stoffe, reine 2
Stoffgemische
– heterogene 1
– homogene 1
Stoffmengen
– Mol 3
STPD-Bedingung 21
Strahlendosis 47
Strahlung
– Partikel 48
– Photon 48
– radioaktive 44
– Wärme 23
Strahlungsleistung 23
Stromdichte 29
Strom, elektrischer 29
– Messung 31
– Richtung 30
Stromkreis, elektrischer 30
Sublimationskurve 22
Suspension 2
Suszeptibilität, magnetische 36
System, thermodynamisches 19
Szintillationszähler 47

T
Temperatur 17
Tesla (T) 36
Thermospannung 35
Transformator 37
Tripelpunkt 22

U
Umkehrpotenzial 39
Umwandlungswärme 22
Upstroke 40

V
Vakuum, Leitfähigkeit 34
Valenzelektronen 6
Van´t-Hoff-Gesetz 24
Van-der-Waals-Gleichung 21
Verdampfungskurve 22
Voltmeter 31
Volt (V) 28
Volumenausdehnung 18

W
Wärme 18
Wärmekapazität 18
– spezifische 18
Wärmelehre, Hauptsätze 19
Wärmeleitung 23
Wärmemenge 18
Wasserstoff 11
Watt (W) 31
Wechselstrom 29
Wheatstone-Brückenschaltung 32
Widerstand
– elektrischer 18
– Ohm 30
– Parallelschaltung 32
– Reihenschaltung 31
– spezifischer 30
– Wechselstromkreis 38

Z
Zerfall, radioaktiver 43
Zink 15
Zinkfinger-Motiv 15

Übersicht nach Fächern

Du vermisst die Fächer? Bitte sehr, hier siehst du die Kapitel der Vorklinik-Finale-Reihe nach Fächern sortiert!
Viele Kapitel kombinieren Inhalte mehrerer Fächer und werden deshalb mehrfach genannt.
Die Übersicht nach Heften/Organen findest du am Anfang dieses Heftes.

Anatomie

Allgemeine Embryologie

Heft 06 | 6 Meiose und Entwicklung der Gameten

Heft 06 | 7 Embryologie

Bewegungsapparat

Heft 07 | 1 Allgemeine Anatomie

Heft 07 | 3 Obere Extremität

Heft 08 | 1 Untere Extremität

Heft 08 | 2 Leibeswand

Kopf, Hals, Nervensystem

Heft 10 | 1 Entwicklung von Kopf und Hals

Heft 10 | 2 Schädel, Muskulatur, Kopf- und Halseingeweide

Heft 10 | 3 Hirn- und Halsnerven, vegetative Innervation

Heft 10 | 4 Arterien, Venen, Lymphsystem

Heft 10 | 5 Angewandte und topografische Anatomie

Heft 11 | 2 Gliederung des Nervensystems

Heft 12 | 1 Entwicklung des Zentralnervensystems

Heft 12 | 2 Encephalon

Heft 12 | 3 Stammhirn

Heft 12 | 4 Rückenmark, Systeme und Bahnen

Heft 12 | 5 Liquorräume und Meningen

Heft 12 | 6 Gefäßversorgung und Topografie des ZNS

Sinnesorgane

Heft 14 | 2 Hör- und Gleichgewichtsorgan

Heft 15 | 2 Sehorgan

Heft 15 | 4 Chemische Sinne

Lunge, Herz, Kreislauf, Immunsystem

Heft 16 | 1 Entwicklung von Pleuraperikardhöhle, Herz und Schlundbogenarterien

Heft 16 | 2 Anatomie der Atmungsorgane

Heft 17 | 1 Aufbau des Herzens

Heft 17 | 2 Nerven und Gefäße der Brusteingeweide

Heft 17 | 4 Anatomie und Physiologie des Kreislaufsystems

Heft 18 | 4 Leukozyten und Immunsystem

Gastrointestinaltrakt

Heft 19 | 1 Mundhöhle, Rachen, Speiseröhre

Heft 19 | 2 Magen-Darm-Trakt

Heft 19 | 3 Organe des Magen-Darm-Kanals

Heft 19 | 4 Leber, Gallenblase und Pankreas

Heft 19 | 5 Blutgefäße, Lymphgefäße, vegetative Innervation

Endokrines System

Heft 23 | 5 Schilddrüse

Heft 23 | 6 Nebenschilddrüsen

Heft 23 | 8 Nebenniere

Heft 23 | 9 Diffuses neuroendokrines System (DNES)

Harn- und Geschlechtsorgane

Heft 22 | 1 Harnorgane

Heft 24 | 1 Entwicklung der Geschlechtsorgane

Heft 24 | 2 Weibliche Geschlechtsorgane

Heft 24 | 3 Männliche Geschlechtsorgane

Heft 24 | 4 Angewandte und topografische Anatomie

Heft 24 | 5 Blutgefäße, Lymphgefäße, vegetative Innervation

Heft 24 | 8 Schwangerschaft und Geburt

Histologie

Allgemeine Histologie

Heft 05 | 1 Zellen, Organellen

Heft 05 | 5 Histologische Methoden und allgemeine Gewebelehre

Heft 05 | 6 Gewebe

Bewegungsapparat

Heft 07 | 2 Binde- und Stützgewebe

Heft 09 | 2 Muskeltypen

Kopf, Hals, Nervensystem

Heft 11 | 1 Nervengewebe

Heft 11 | 2 Gliederung des Nervensystems

Sinnesorgane

Heft 14 | 2 Hör- und Gleichgewichtsorgan

Heft 14 | 4 Haut und Hautanhangsgebilde

Heft 15 | 2 Sehorgan

Heft 15 | 4 Chemische Sinne

Lunge, Herz, Kreislauf, Immunsystem

Heft 16 | 1 Entwicklung von Pleuraperikardhöhle, Herz und Schlundbogenarterien

Heft 16 | 2 Anatomie der Atmungsorgane

Heft 17 | 1 Aufbau des Herzens

Heft 17 | 4 Anatomie und Physiologie des Kreislaufsystems

Heft 18 | 1 Blut und Blutplasma

Heft 18 | 3 Thrombozyten, Hämostase und Fibrinolyse

Heft 18 | 4 Leukozyten und Immunsystem

Gastrointestinaltrakt

Heft 19 | 1 Mundhöhle, Rachen, Speiseröhre

Heft 19 | 3 Organe des Magen-Darm-Kanals

Heft 19 | 4 Leber, Gallenblase und Pankreas

Endokrines System

Heft 23 | 1 Endokrines System

Heft 23 | 2 Epiphyse

Heft 23 | 3 Hypothalmus-Hypophysen-System

Heft 23 | 4 Endokrines Pankreas

Heft 23 | 5 Schilddrüse

Heft 23 | 6 Nebenschilddrüsen

Heft 23 | 8 Nebenniere

Heft 23 | 9 Diffuses neuroendokrines System (DNES)

Harn- und Geschlechtsorgane

Heft 22 | 1 Harnorgane

Heft 24 | 2 Weibliche Geschlechtsorgane

Heft 24 | 3 Männliche Geschlechtsorgane

Heft 24 | 8 Schwangerschaft und Geburt

Biochemie

Grundlagen

Heft 02 | 1 Struktur der Materie

Heft 02 | 2 Mineralstoffe und Spurenelemente

Heft 04 | 1 Kohlenhydrate

Heft 04 | 2 Aminosäuren, Peptide, Proteine

Heft 04 | 3 Fettsäuren, Lipide

Heft 04 | 4 Nukleinsäuren, Nukleotide, Chromatin

Heft 04 | 5 Vitamine und Co-Enzyme

Heft 04 | 6 Thermodynamik und Kinetik

Zellbiologie, Molekularbiologie, Meiose

Heft 05 | 1 Zellen, Organellen

Heft 05 | 2 Transportprozesse

Heft 05 | 3 Signaltransduktion

Heft 05 | 4 Zellzyklus, Zellteilung, Zelltod

Heft 06 | 1 Enzyme

Heft 06 | 2 DNA-Replikation und -Transkription

Heft 06 | 3 Translation und Proteinprozessierung

Heft 06 | 4 Biochemische Verfahren

Heft 06 | 6 Meiose und Entwicklung der Gameten

Bewegungsapparat, Nervensystem, Immunsystem

Heft 07 | 2 Binde- und Stützgewebe

Heft 09 | 2 Muskeltypen